U0502566

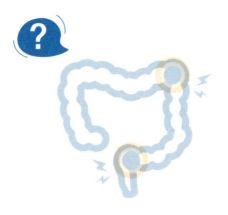

科普中国·肿瘤防控科普丛书
CHINA SCIENCE COMMUNICATION

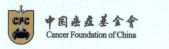

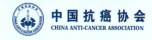

丛书主编　支修益　田艳涛　付凤环　秦德继

全面说 肠 癌

武爱文　主编

中国科学技术出版社
·北 京·

图书在版编目（CIP）数据

全面说肠癌 / 武爱文主编 . -- 北京：中国科学技术出版社，2025.3. --（科普中国·肿瘤防控科普丛书 / 支修益等主编）. -- ISBN 978-7-5236-1064-0

Ⅰ. R735.3

中国国家版本馆 CIP 数据核字第 2024CT4092 号

策划编辑	符晓静　宗俊琳　王晓平	
责任编辑	齐　放	
封面设计	沈　琳	
正文设计	锋尚设计	
责任校对	邓雪梅	
责任印制	李晓霖	

出　　版	中国科学技术出版社	
发　　行	中国科学技术出版社有限公司	
地　　址	北京市海淀区中关村南大街 16 号	
邮　　编	100081	
发行电话	010-62173865	
传　　真	010-62173081	
网　　址	http://www.cspbooks.com.cn	

开　　本	889mm×1194mm　1/32	
字　　数	123 千字	
印　　张	7.375	
版　　次	2025 年 3 月第 1 版	
印　　次	2025 年 3 月第 1 次印刷	
印　　刷	北京盛通印刷股份有限公司	
书　　号	ISBN 978-7-5236-1064-0 / R·3350	
定　　价	48.00 元	

科普中国 · 肿瘤防控科普丛书编委会

本书编委会

顾问委员会	季加孚	詹启敏		
主　　编	武爱文			
副　主　编	李　勇	卢　云	王鹏远	陈　楠
编　　委	徐　烨	梁建伟	韩　炜	臧卫东
	吴　斌	吴国举	丁培荣	周　雷
	王鹏远	李　勇	卢　云	陈　楠
	董秋石	杨　雷	孙婷婷	李士杰
	张　洁	袁　鹏	李　军	贾小强
	韩　凯	秦　茵	王晰程	

癌症是人类面临的重大公共卫生问题，是我国城乡居民的主要死亡原因。2022 年，我国有超过 482 万新发恶性肿瘤病例，约 257 万人死于恶性肿瘤。随着人口老龄化和工业化、城镇化进程的不断加快，加之慢性感染、不健康生活方式的广泛流行和环境污染、职业暴露等因素的逐渐累积，未来我国癌症防控形势依然严峻而复杂。

癌症的发生和发展是一个多因素、多阶段、复杂渐进的过程。随着现代医学的进步和科技的创新发展，恶性肿瘤已基本实现可防可治，世界卫生组织研究认为，大约 40% 的恶性肿瘤可以通过控制癌症危险因素、改变生活方式等避免。因此，广泛而有效地开展癌症科普宣传，使社会大众了解和掌握恶性肿瘤防治的核心知识，并在日常生活中主动采取有效的预防措施，比如控烟限酒、均衡饮食、进行适宜的体力活动、控制体重、接种疫苗、预防性治疗、早期筛查、控制致癌物质的暴露等，对于降低我国恶性肿瘤的发病率和死亡率具有非常重要的意义。

近年来，我国高度重视癌症防治的科普宣传工作，《"健康中国 2030"规划纲要》和《健康中国行动——癌症防治行动实施方案（2023—2030 年）》指出，要普及防癌健康科普知识，提高全民防癌抗癌意识，并制订了到 2030 年癌症防治核心知识知晓率达到 80% 以上的目标。为贯彻实施国家癌症防治行动，提升全民防癌抗癌意识，中国癌症基金会携手中国抗癌协会，启动"科普中国·肿瘤防控科普丛书"项目，组织全国癌症防治领域权威专家，倾力打造"科普中国·肿瘤防控科普丛书"。

"科普中国·肿瘤防控科普丛书"汇聚了国内多家医院的编写团队，凝聚了众多专家学者的心血和智慧，由中国科学技术出版社出版发行，具有很高的科学性、权威性和指导性。丛书主要集中于我国高发病率和高死亡率的癌种，聚焦肿瘤防控重点、社会关注热点、民众普及要点，以社会医疗问题和患者健康问题为导向，通过生动的案例、精美的插图和简洁的文字，向社会大众传递肿瘤防治核心知识，倡导每个人做自己健康的第一责任人，践行健康生活方式，积极防癌抗癌。

期望"科普中国·肿瘤防控科普丛书"能够成为健康中国建设的品牌科普作品，成为点亮癌症患者健康之路的明灯，照亮每一位读者的心灵，激起全民防癌抗癌的磅礴力量。

在此，感谢所有参与编写的专家及出版发行机构为丛书出版所做的努力！中国癌症基金会秉承科学、共济、仁爱、奉献的精神，致力于预防控制癌症，愿与大家一起，为建设一个没有癌症的世界而不懈奋斗！

中国癌症基金会理事长

肿瘤一直是危害人类健康的重大疾病，21 世纪以来，我国肿瘤的发病率和致死率逐渐上升。随着医学及其技术的进步，肿瘤已逐步成为"可防可治"的疾病。

当前，恶性肿瘤的发病率持续上升，普通民众的疾病知识与健康意识仍普遍不足，因此民众对肿瘤科普知识的需求越来越迫切。面对肿瘤，民众大多存有畏惧心理，主要根源在于普通大众缺乏肿瘤防治科普知识，往往抱有侥幸心理，祈祷疾病不要降临己身；又出于恐惧而对医院望而却步，错过了最佳的治疗时机。

国内外相关研究显示，30% 的肿瘤能通过健康科普宣传、改变或改善不良生活方式获得有效防控。健康科普宣传对预防肿瘤发生、降低发病率和死亡率、提高病患生存质量具有重要作用。因此，肿瘤防治科普工作刻不容缓。

肿瘤防治，科普先行。科学严谨、紧跟前沿、知识准确、通俗易懂是民众对健康科普的基本要求。

作为我国肿瘤学领域历史最悠久、规模最大、水平最高、影响力最强的国家一级协会，中国抗癌协会一直以来非常重视癌症防治科普宣传，早在 2018 年就成立了我国肿瘤科普领域的第一支专业团队——中国抗癌协会肿瘤防治科普专业委员会。通过组建肿瘤科普专家团队、发展肿瘤科普教育基地、打造肿瘤核心科普知识库、开展多种科普主题活动、制订肿瘤科普指南、助力青年医师科普能力培训等方式，协会持续、系统地输出科学准确的肿瘤防治科普内容，为健康中国贡献肿瘤医学界的集体力量。

2022—2023 年，中国抗癌协会组织 131 000 余位权威专家，集体编写完成了我国首部《中国肿瘤整合诊治指南（CACA）》（以下简称《CACA 指南》），共计 800 余万字，覆盖 53 个常见瘤种（瘤种篇）和 60 项诊疗技术（技术篇），共计 113 个指南，横纵维度交叉，秉承"防筛诊治康，评扶控护生"十字方针，聚焦我国人群的流行病学特征、遗传背景、原创研究成果及诊疗防控特色，纳入中国研究，注重中国特点，兼顾医疗可及性，体现整合医学思维，是兼具中国本土特点和国际视野、适合中国人群的肿瘤指南体系。

健康科普类图书作为我国传播健康知识的有效途径之一，承担着普及健康知识、改善健康观念和保持健康行为的重要责任。此次由中国科协科普部指导、中国癌症基金会和中国抗癌协会组织编写、中国科学技术出版社出版的"科普中国·肿瘤防控科普丛书"以"肿瘤防治，赢在整合"的整合医学思想为指导，以《CACA指南》为依据，聚焦重点、关注热点、普及要点，以"防筛诊治康"为核心理念，以"评扶控护生"诊疗新技术、治疗新进展为主线，以社会医疗问题和患者健康问题为导向，制止流言、揭穿谎言、粉碎谣言，将民众对肿瘤防治知识的渴望和基层临床医生对肿瘤诊疗新技术、新药物、新规范的需求推进落地。

　　丛书的各分册由相关领域学科带头人牵头，凝聚了临床一线知名专家的集体智慧和心血。丛书内容优质、特色突出、吸引力强；语言简洁明了、生动有趣；编写结构新颖、形式活泼，带给读者轻松阅读的良好体验，且不失领域内的学科深度；有根有据，理论联系实际，使读者一看就明白，并能与自身情况相联系，推进自我健康管理与常见肿瘤防治，让民众理性识瘤、辨瘤，不盲目恐慌，充分激发科普宣传的主动性和创造性，真正造福广大民众。

在此，感谢所有参与编写的专家、出版发行机构为增强民众防治肿瘤的信心所做的努力、给予肿瘤防治研究与科普宣教的支持、为国家健康事业做出的贡献！

中国抗癌协会理事长

医学技术和医学科普是医生的一双翅膀

习近平总书记提出："科技创新、科学普及是实现创新发展的两翼，要把科学普及放在与科技创新同等重要的位置。"这句话作为健康中国的主线，科技创新驱动医学发展，而科学普及惠及百姓健康。医学是有温度的学问，医学知识这道菜，需要有医学"人文精神"的加持，才能让我们的老百姓对医学知识、对医院和我们的医疗工作者给予理解和配合，这些都需要医学人文的规范和引导。中国有句古话："德不近佛者不可为医。"医生天生就是"为善"和"关爱"，在新时代健康传播的新生态，给我们提出了新的挑战：如何将晦涩难懂的医学知识变得有趣，融入生活，变得通俗易懂。医学科普就像播种，让老百姓拿到第一手健康知识，品尝到最新研究成果的果实，既是医生的目标也是医者的责任与担当。

我们正处在一个最好的时代。第一，我们有全民族的支持，健康科普知识的传播已经成为全社会的行动，健康传播的政策指明了科普工作的方向。第二，我们有规范组织，全国范围内各个级别的医师协会，给广大医生提供了专业的机构，让我们的医生能充分利用专业知识，发挥专业优势。第三，我们有舞台，依托现有融媒体平台，越来越多的新知识可以实现从医生到病人的无缝衔接。第四，我们有人才，现在网络中的很多医学大咖都成为"大V"，粉丝量几十万甚至百万。

健康科普知识是每个人的"刚需"，在医生和患者之间，在医疗救治过程中，科普成为必不可少的关键环节，其中各行各业都有自己的站位，大家形成合力，共同推动健康科普传播的工作。

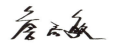

中国工程院院士

国家生物技术发展战略专家指导委员会主任

北京大学国际癌症研究院院长

聚焦肿瘤规范化诊疗，加强供给侧改革

"对于肿瘤患者来说，在肿瘤全周期管理过程中，肿瘤规范化治疗是肿瘤诊疗高质量发展、提升患者五年生存率的核心举措。"目前我国肿瘤治疗仍然存在各级医院治疗标准和质控标准执行不规范、肿瘤规范化治疗水平区域不平衡、肿瘤相关专业执业医师的肿瘤专科规范化培训仍待规范加强等问题。

强化肿瘤诊疗行为质量监管，制定"肿瘤规范化诊疗"质量评审标准，开展质量评审工作，以质量评审促进肿瘤诊疗的规范化；完善肿瘤诊疗质控体系，建立四级肿瘤质控网络，依托各区域医疗中心及省级肿瘤质控中心，加强诊疗规范化管理，促进区域间肿瘤诊疗协同发展，实现肿瘤诊疗质量同质化目标；完善肿瘤人才队伍建设，探索开展肿瘤专科医师规范化培训，将肿瘤诊疗指南培训、考核纳入继续医学教育必修项目。

加强筛查供给侧改革——肿瘤筛查的出路。

当前我国规范化的癌症筛查多以国家主导的大规模人群筛查项目开展，临床筛查服务提供方以公立性二级甲等以上医院为主；而机会性癌症筛查的临床服务提供方以公立及商业体检机构为主。当前，国家尚未对癌症筛查临床服务的提供方开展统一有效的规范化管理。与此同时，国内还缺少基于中国人群证据的重点高发癌种机会性筛查指南，并且参与临床机会性筛查的医师技术水平参差不齐，所使用的设备和试剂缺乏统一标准。此外，政府主导的大规模人群筛查与医院主导、公众主动选择的机会性筛查在临床服务供给方（体检机构）、筛查服务接受方（有筛查需求的居民）均存在一定重合，对社会造成资源浪费及对居民本身存在过度筛查的风险。规范化的癌症筛查是降低人群癌症死亡率的重要措施。首先，对承担癌症筛查医疗机构的合规化和资质进行认证，对承担癌症机会性筛查从业人员进行规范化培训并对其进行从业资质认证。其次，由国家牵头制定癌症机会性筛查指南，对主动寻求防癌筛查的个体进行筛查项目引导，积极探索防癌筛查与商业保险机构合作的新路径，多途径促进公众做出正确防癌健康管理决策。再次，加强癌症筛查供给侧改革，整合癌症筛查服务提供方源头资源，建立完善的癌症筛查长效管理及健康信息互联互通机制，避免重复筛查、过度筛查，促进癌症精准预防。

北京大学肿瘤医院教授

健康是促进人全面发展的必然要求，是经济社会发展的基础条件，是民族昌盛和国家富强的重要标志，也是广大人民群众的共同追求。习近平总书记在党的二十大报告中强调指出，要"推进健康中国建设""把保障人民健康放在优先发展的战略位置，完善人民健康促进政策"。健康既是一种权利，更是一种责任。维护自身健康是个人的首要责任，需强化自己是健康"第一责任人"观念。

为践行《"健康中国2030"规划纲要》，2022年5月31日，国家卫生健康委网站刊载了由中宣部、中央网信办、广电总局等9部委联合发布的《关于建立健全全媒体健康科普知识发布和传播机制的指导意见》（以下简称《意见》）。

《意见》的总体要求包括以保护人民生命安全、增强人民身体健康为出发点，以公众健康需求为导向，增加权威健康科普知识供给，扩大健康科普知识的传播覆盖面，为人民群众准确查询和获取健康科普知识提供便利，提升健康意识与素养；同时，提升健康信息的质量，发挥健康科普专家的作用，遏制虚假健康信息，净化健康科普知识传播环境。

根据《意见》，卫生健康行政管理部门应当加大健康科普知识供给力度，支持并鼓励医疗卫生行业与相关从业人员创作和发布更多、更优质的健康科普作品。

肿瘤科普，刻不容缓。

基于此，在中国科学技术协会科普部的指导下，中国癌症基金会与中国抗癌协会携手合作，牵头组织国内肿瘤防治领域权威专家，共同编写了"科普中国·肿瘤防控科普丛书"。

丛书聚焦我国常见的恶性肿瘤，邀请我国肿瘤防治领域学科带头人担任各分册主编和副主编，主要集中于我国高发病率和高致死率前十位的癌种，每个癌种独立成册。

丛书聚焦重点，关注热点，普及要点，以《中国肿瘤整合诊治指南（CACA）》的"防筛诊治康，评扶控护生"为主线，以社会医疗问题和患者健康问题为导向，以癌症领域的药物新研发、诊疗新技术、治疗新进展为主线，真正反映当前癌症各专业领域诊疗科普知识的"最新版"，本着

"及时制止流言、科学揭穿谎言、彻底粉碎谣言"的初衷，将民众对癌症防治知识和康复知识的渴望和基层临床医生对于癌症诊疗新技术、新药物、新规范的需求推进落地。

再次感谢各分册主编和编写人员的倾心投入和大力支持，感谢中国科学技术出版社的鼎力相助。相信此套丛书的出版将大力助推传播防癌、抗癌新知识，帮助患者树立战胜癌症的信心，普及科学合理的规范化治疗方法，希望能够对民众，尤其是肿瘤患者及其家属有所帮助，真正做到坦然说癌，科学规范治癌。

当前肿瘤防治的新知识不断涌现，限于篇幅，丛书中可能存在一些疏漏或不足之处，敬请广大专家、同行不吝给予指正。

　　笔者从医学院毕业工作到现在 20 多年了，想起来好像就是昨天的事。从开始的战战兢兢的小大夫，到现在能独当一面的老大夫，主要任务是看病、看病，还是看病！不管是从感觉上还是从官方的数据上，都看出来癌症患者多了，也包括笔者所治疗的结直肠癌。等到身边的朋友、亲戚也不断有得病的了，会意识到自己怎么预防，会想到那句老话，"大医治未病"。

　　笔者也当过病号，去排队挂号、打针输液、日夜错乱、狼狈不堪；做肿瘤医院的病号就更难了，不少舍家撇业、全家倾巢出动的。作为大夫，深知医学的风险和有些不确定因素，所以更确信预防的价值。在研究生期间，笔者在老师们的指导下，写过不少豆腐块的科普文章。当时是把它当作任务，但从偶然碰到的几个读者嘴中能隐隐约约感觉到科普和医生另外的价值。老百姓大都信专家的话，尤其是临床专家，一是他们有丰富经验，二是他们有切身体会，随口都会有很多幸运或者惨痛的案例。

这几年国家特别重视健康和科普。最近七八年，笔者参加了不少科普活动，也成了国家首批科普专家之一。笔者觉得，临床专家是最好的医学科普专家人选。可临床专家太忙，有时候又太"专业"，老百姓听不懂。科普也是一门学问，让老百姓听懂是一回事，能照办又是另外一回事。临床专家要学习科学普及和健康教育的规律。在核心知识不走样的前提下，形式多样，包括书籍、宣传册、视频、音频、宣讲等。还需要借助媒体的力量，扩大影响面，能让男女老少、乡村城镇等不同的人都能入耳入心。这些都不是容易的事。

笔者主要是诊治结直肠癌和胃癌，属于消化道的癌症，是常见病。患者有男有女，有穷有富；有百岁的老人，也有十几岁的孩子；碰到的有天南海北的陌生人，也有朝夕相处的骨肉至亲。笔者最大的感受是，在医院里医生是主场，出了院患者是主场。在客场时对你言听计从，回到主场，还是按自己原来的习惯生活。改变生活习惯是很难的，因此，从早期诊断或筛查疾病可能更为实际和有效。

现在了解健康知识的渠道很多，但纸质出版物还是一个很重要的途径。中国科学技术出版社联合中国抗癌协会、中国癌症基金会去年酝酿出版《科普中国·肿瘤防控科普丛书》，我也很荣幸能作为结直肠癌分册的主编。结直肠癌分册以"防、筛、诊、治、康"为主线，邀请了国内肿瘤学、消化内科、流行病学、护理学等相关专家，也特邀了知名患者群"熊猫群"群主韩凯先生加入编辑委员会。在全面叙述的同时，更以图文结合的方式，突出核心科普观点。在此过程中，感谢中国抗癌协会科普专委会支修益教授、田艳涛教授的指导，特别感谢北京大学詹启敏院士、北京大学肿瘤医院季加孚教授百忙之中审阅作序。在文稿整理过程中，北京大学肿瘤医院陈楠副主任医师、中国科学技术出版社宗俊琳老师做了大量工作，一并致谢！

　　鉴于编者经验所限，文稿及图片内容及形式或不能满足每位读者要求，唯愿核心知识能入心，也能有助于结直肠癌的防治和患者健康。

北京大学肿瘤医院胃肠肿瘤中心

目　录

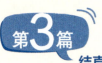

第3篇

结直肠癌的"诊"

——专业的人做专业的事，把诊断的事情交给医生

第4篇

结直肠癌的"治"

——告诉医生你的愿望，而不是治疗方案

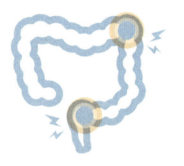

结直肠癌的预防

——好吃好喝未必好，
　快乐生活运动好

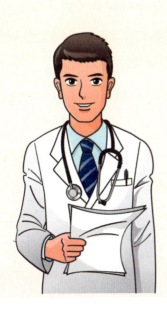

一、结直肠癌的危害有多大呢

◎ 什么是结直肠癌

结直肠癌（Colorectal Cancer，CRC），顾名思义，是发生在我们身体内消化道的最后几站——结肠和直肠的癌，又被老百姓统称为"大肠癌"。从盲肠、升结肠、横结肠、降结肠、乙状结肠到直肠，每个部位都难以幸免，均有可能发生癌变，但发生的概率各有不同。一般来说，中国人群中直肠癌和乙状结肠癌发生概率更高一些。

从医生的专业角度来说，结直肠癌被认为是一类大肠上皮来源的恶性肿瘤，医生把它们称为"癌"，区别于间叶组织来源的"肉瘤"。不论是结肠癌还是直肠癌，最常见的病理学类型均为腺癌，少数为鳞癌和神经内分泌癌。

结直肠癌作为恶性肿瘤，跟良性肿瘤的不同是，它们随着时间的推移不会在原地固守，而是会通过各种途径迁移，不管是血液、淋巴还是直接蔓延浸润，都是它们"离家远行"的道路。早发现、早诊断、早治疗，避免发生远处转移后才处理，可以大大改善结直肠癌患者的预后。

📖 **知识库**

大肠，大有乾坤

大肠全长约1.5米，是人体最大的消化器官，也是人体的免疫器官。大肠包括右半结肠即盲肠、阑尾、升结肠及一半的横结肠，左半结肠包括另一半横结肠、降结肠、乙状结肠、直肠和肛管。

右半结肠的主要功能是吸收水分、葡萄糖、无机盐及部分胆汁酸；左半结肠主要储存和排泄粪便，直肠和肛管的主要生理功能则是吸收少量水、无机盐、葡萄糖及部分药物，此外还可以分泌黏液及排便。所以除了免疫作用，大肠还是营养输送站和垃圾转运场。

◎ 结直肠癌常见吗

结直肠癌是在发达国家和地区常见的恶性肿瘤，发病率高达（35～50）/10万。根据世界卫生组织国际癌症研究机构（IARC）发布的全球肿瘤流行病统计数据（GLOBALCAN 2020）估计：2020年全球结直肠癌新发病例193.16万例，位居全部恶性肿瘤的第三位，仅次于肺癌和乳腺癌；死亡病例93.52万例，位居全部恶性肿瘤的第二位，仅次于肺癌。

过去，中国人群中胃癌、食管癌等"穷癌"的发病率较高，而结直肠癌这类"富癌"的发病率相对较低。但随着社会经济发展，居民饮食和生活习惯发生了很大改变，中国结直肠癌发病率持续上升，目前位居全人群恶性肿瘤发病第二位，仅次于肺癌（在男性中仅次于肺癌，在女性中仅次于乳腺癌、甲状腺癌和肺癌）。

如果将世界各地结直肠癌发病与死亡数据进行比较，我们会发现东亚是结直肠癌疾病负担最重的地区，而中国尤为值得关注，其每年结直肠癌新发病例数和死亡病例数均位居世界首位。根据Lancet子刊THE LANCET Gastroenterology Hepatology的一项研究数据［全球疾病负担研究（GBD 2019）］显示，2019年，中国结直肠癌新发病例达60.79万例，高于第二名的美国（22.72万例）和第三名的日本（16.02万例）；中国结直肠癌死亡病例数达26.18万例，高于第二名的印度（7.91万例）和第三名的美国（8.40万例）。从性别角度看，男性结直肠癌发病率高于女性；从年龄角度看，虽然发病病例数最多的年龄段在60～74岁，但结直肠癌发病率是随着年龄增长一直持续增加的，50岁以上人群的发病率增长更快些，而并非老百姓经常提到的"年轻化"；从地区分布来看，城市地区结直肠癌发病率高于农村地区。

◎ 结直肠癌会要命吗

结直肠癌患者的总体生存率高于肺癌、胃癌、肝癌等恶性肿瘤。有些人会说，大肠癌嘛，大不了手术切了、背个"袋子"。但我们需要注意，早期结直肠癌预后良好，中期次之，而晚期结直肠癌的预后仍然不佳。

结直肠癌病程发展缓慢，可长达8～10年，为早诊早治留了足够的时间，本来是最适合被早期筛查出来的肿瘤之一。然而，长期以来我国结直肠癌的早期筛查情况并不理想。由于居民对大便潜血的检查接受度不高，面对结肠镜检查也会有很多畏惧心理，在一定程度上影响了早筛工作的开展。国家癌症中心（NCC）结直肠癌多学科专家小组设计的CorCCRES调查显示，2005—2014年，我国Ⅳ期（晚期）结直肠癌的比例不仅没有下降，而且从13.5%升高至20.5%。

中国如此庞大的人口基数及快速的人口老龄化进程，再加上不理想的早筛现状带来结直肠癌晚期病例的比例居高不下，都将进一步加重我国结直肠癌疾病负担，也给居民生命健康带来不容忽视的危害。当然，早筛方法的优化、居民健康意识不断提高，以及政府在政策层面给予结直肠癌筛查工作更多支持，将会给我国结直肠癌防控带来更多好消息。未来，一定会有更多的结直肠癌患者在疾病早期就被发现。届时，结直肠癌将有望成为一个真正的"不会要命的恶性肿瘤"。

文/孙婷婷

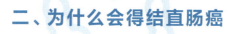

二、为什么会得结直肠癌

◎ 得结直肠癌的主要原因是什么

大部分癌症是人体细胞在外界因素长期作用下，基因损伤和改变长期积累的结果。从正常细胞演变为癌细胞，再形成危及人体健康的肿瘤，是一个多因素、多阶段渐进的过程。结直肠癌的致癌因素十分复杂。除遗传因素外，我们日常的饮食习惯、生活环境、行为方式、病菌感染、自身代谢和心理状态也会影响癌症的发生发展。

◎ 结直肠癌具体和哪些因素有关系

1 遗传因素

在结直肠癌患者中，有不少患者具有癌症家族史。研究表明有1个以上一级亲属患有结直肠癌者，其相对危险度较无家族史人群增加2.05倍。因为细胞的基因改变，患者遗传得到一种易感性，遇上激发此病的某种因素，组织细胞迅速生长，发展成为癌。所以，导致肠癌的主要病因与细胞遗传基因突变有很大关系。如果有结直肠疾病家族史，比如林奇综合征和家族性腺瘤性息肉病等，结直肠癌发病风险也会增高。

亲属关系的定义：

一级亲属是父母、子女以及兄弟姐妹（同父母）；

二级亲属是叔、伯、姑、舅、姨、祖父母、外祖父母；

三级亲属是表兄妹或堂兄妹。

② 饮食因素

长期高热量、高蛋白、高脂肪饮食以及喜好烟熏、腌制食物的人群，容易罹患结肠癌和直肠癌。有一种原因是高脂肪、高蛋白的食物可促进甲基胆蒽物质的分泌，致使胆酸分泌增加，被厌氧菌分解为不饱和多环芳香烃，因此甲基胆蒽和不饱和多环芳香烃这两种物质成为致癌物质。

另外，低纤维素的饮食也会增加患肠癌的风险。摄入纤维素不足，会导致粪便通过肠道的时间增加，从而使致癌物质与肠结膜接触时间增加，癌变机会变多。全谷物和膳食纤维摄入不足、大量食用加工肉类会增加肠癌发病风险。每天摄入大于100g红肉或大于50g加工肉都会使肠癌发病风险增加1.2倍。

超加工食品（UPF）指的是经过较为复杂的工业化处理、添加了额外添加剂、普遍具有较为精致包装的食品。我们平时爱吃的薯片、辣条、小面包等零食就属于超加工食品。近期，《英国医学杂志》（*BMJ*）发表了一篇论文，研究人员对超加工食品相关的45项Meta分析进行了一次大汇总，涵盖了接近千万量级的人群，发现超加工食品摄入与32种健康问题风险增加存在关联，其中包括全因死亡、癌症、心血管疾病、胃肠道、代谢、精神障碍等备受关注的健康焦点。

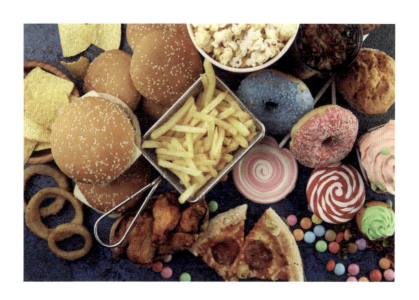

③ 生活方式

吸烟和酗酒会增加包括结直肠癌在内的各种癌症和其他慢性病的发生概率。有关研究表明：每天吸烟＞40支可增加1.4倍；过度饮酒（≥50g酒精/天）可增加1.5倍。近年来认为肥胖也是结直肠癌的危险因素，也就是说拥有"啤酒肚""游泳圈"的人群更容易患有结直肠癌。经常吃不卫生和不健康的油炸加工食品或红肉（即畜肉类中包括猪、牛、羊等肌肉、内脏及其制品）、缺乏体力活动、久坐不动的人群更容易肥胖，进而增加患结直肠癌的风险。有数据显示，肥胖可使结直肠癌相对危险度增加1.33倍。

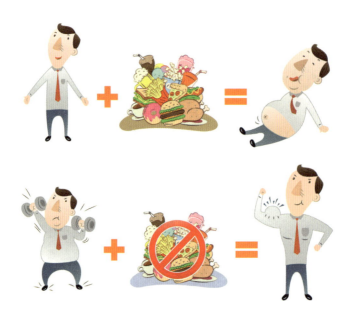

④ 基础疾病

　　癌症往往是慢性炎症长期反复作用的结果，患有炎症性肠病者［溃疡性结肠炎（见图1-1）、克罗恩病］，其结直肠癌发病风险增高。研究表明溃疡性结肠炎可使14年内的结直肠癌相对发病风险增加2.4倍。另外，2型糖尿病患者的结直肠癌发病风险较一般人群有所增高。研究表明，糖尿病不仅使结直肠癌发病风险增加约1.3倍，还会使结直肠癌相关死亡率增加1.2倍。即使处于糖尿病前期，同样也会增加发病风险。

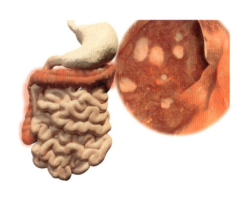

图1-1　溃疡型结肠炎示意

⑤ 年龄因素

　　结直肠癌的发病风险随着年龄的增长而显著增加，超过90%的结直肠癌患者发病年龄≥50岁。研究表明，

2016年，中国15～49岁人群结直肠癌发病率为每10万人中有7.3人；50～69岁就升为62.7人，跟50岁以下比增长近10倍；而70岁以上更是达到163.3人，跟50岁以下比增长20多倍。从死亡率来看，15～49岁人群结直肠癌死亡率为每10万人中有2.4人；50～69岁为23.0人，70岁以上为90.3人，均比50岁以下有大幅增加。

6 环境因素

恶劣的工作和生活环境会增加各种癌症的罹患风险，结直肠癌也不例外。比如长时间、大剂量的电离辐射，生活环境中缺乏某些微量元素等。

7 心理因素

心理健康是健康的重要组成部分，身心健康密切关联、相互影响。据国外专家有关研究，癌症的产生源于多种因素，没有一个致癌因素能单独引发癌症。不良性格会影响免疫功能，改变机体的免疫状态，降低人体对癌细胞的免疫监视和免疫杀伤功能，不能忽视。

📖 知识库

身体质量指数

身体质量指数简称体质指数（BMI），是国际上衡量人体胖瘦程度以及是否健康的常用标准。它等于体重（单位：kg）除以身高（单位：m）的平方。BMI指数在 $18.5 \sim 23.9 \mathrm{kg/m^2}$ 是正常的；低于 $18.5 \mathrm{kg/m^2}$ 属于偏瘦；在 $24.0 \sim 27.9 \mathrm{kg/m^2}$ 属于超重；高于 $28 \mathrm{kg/m^2}$ 属于肥胖。比如李大爷身高1.75m，体重80kg，那么他的 BMI=80/（1.75×1.75）=26.1，属于超重的范围，要注意适当减重了。

文/董秋石

三、怎样预防结直肠癌

◎ 结直肠癌能预防吗

随着对癌症认识的不断深化，人们逐渐意识到癌症是可以防治的。世界卫生组织（WHO）提出：三分之一的癌症是可以通过病因预防的；三分之一的癌症可以通过早期发现得到临床治愈；三分之一的癌症可以通过采用合理规范的治疗来延长生命、改善生活质量。

◎ 预防结直肠癌的具体措施是什么

❶ 一级预防

下面就来谈谈我们在日常生活中如何做到结直肠癌的一级预防。

1）均衡饮食

参考中国居民平衡膳食宝塔（2022）（见图1-2）建议每天吃足够的水果和蔬菜，并且多吃含膳食纤维的食物、全谷物和乳制品。比如菠菜、苦瓜、黑木耳、芋头、大豆制品、藻类、酸奶等，有助于降低结直肠癌发病风险。同时饮食习惯上还应以清淡为主，少吃辛辣刺激性食物，尽量不吃油炸食品。富含饱和脂肪、胆固醇高的食物要少吃，例如动物内脏、动物脂肪、鱼子、鱿鱼等。

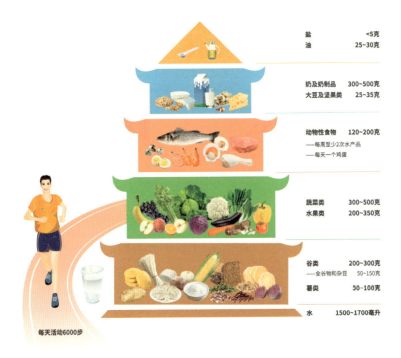

图1-2　中国居民平衡膳食宝塔（2022）

2）避免久坐不运动

现在的白领一族经常长时间坐在办公室工作，不正确的坐姿会加重腹腔充血，同时长期久坐不运动也可能引起腹胀、便秘。长期便秘可能增加癌变风险。

3）增加体育锻炼

研究表明，每周进行30分钟以上的中高强度体力活动可以有效降低结直肠癌发病风险。每天抽出一点时间到户外跑步、晒太阳有利于预防结直肠癌的发生。如果条件有限，也可以把握日常生活中的运动机会，比如在前往目的地的过程中步行或骑行一段，或者选择走楼梯上下楼等。最好坚持有氧和无氧运动相结合，将体重控制在合理范围内，努力将BMI控制在24以内。

4）不吸烟少饮酒

吸烟不仅与结直肠癌发病率存在关联，还会增加许多疾病的发病风险，有百害而无一利。吸烟者应尽早戒烟，可以通过专业医疗机构和各种有益的方式克服烟瘾。大家也要注意避免二手烟的危害。

酒精被世界卫生组织国际癌症研究机构定义为"1类致

癌物"，同时摄入酒精也会增加心脑血管疾病的发病风险。所以最好不喝酒，包括白酒、葡萄酒、黄酒、啤酒和米酒等。

5）保持愉悦心情

心理健康是健康的重要组成部分，身心健康与疾病密切关联、相互影响。保持愉悦的心情、形成积极的性格，有助于提升个人免疫力，进而降低结直肠癌发病的风险。

6）合理使用药物

有研究显示，规律服用阿司匹林可以在一定程度上降

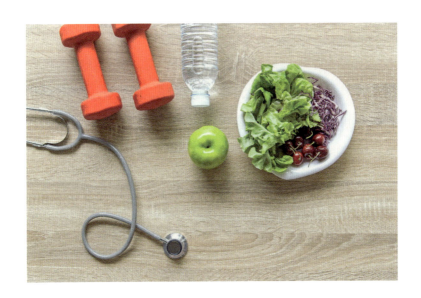

低结直肠癌的发病风险，但防癌效果在10年以后才开始显现。需要注意的是，药物反应复杂，不可以私自滥用。阿司匹林在结直肠癌一级预防中的应用仍需在专业医师指导下进行。

一级预防就是远离我们日常生活习惯中点点滴滴的不良因素。大家可以尝试从戒掉一个坏习惯或养成一个好习惯开始，持续一段时间，你便会发现自己的生活已在不知不觉中发生改变。其实我们还可以做得更多，比如尝试改善家庭和工作环境，带动身边的人一起追求健康生活方式。每个人都能对其他人产生影响，也会受到其他人的影响，我们每个人都是自己健康的第一责任人。

❷ 二级预防

随着治疗手段的进步和新药的研发，结直肠癌的生存预后较其他癌症如肝癌、肺癌等要好。但为什么大量的结直肠癌患者最终还是难逃死亡的厄运呢？最主要的原因可能是发现时已经是结直肠癌偏晚期了。

结直肠癌的发病是一个多阶段渐进的过程，大多遵循"腺瘤—癌"的序列（见图1-3、图1-4），从癌前病变进展为癌一般需要5～10年的时间。因此只要加以重视，我们是有相对充足的时间和机会去发现它和切除它的。结直肠

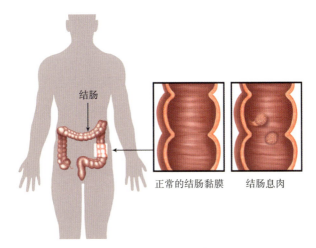

图1-3　人体大肠示意

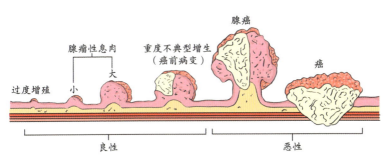

图1-4　结直肠癌的发病过程

癌的生存预后与确诊时的肿瘤分期有很大关系。尽管近年来我国结直肠癌总体5年生存率有了很大提高（结肠癌5年生存率为57.6%，直肠癌5年生存率为56.9%），但Ⅰ期结直肠癌患者的5年生存率能够达到90%以上，Ⅱ/Ⅲ期为70%左右，而Ⅳ期仅不到15%。也就是说，结直肠癌的生存预后与发现的早晚密切相关，发现得越早，治疗效果就越好，生存时间也会越长。

所以早发现、早诊断、早治疗是改善结直肠癌预后的重要二级预防措施。一定要重视防癌体检，结直肠癌的高危人群应积极参与结肠镜筛查。建议大家根据自身情况，选择正规的医疗机构或体检中心定期体检，也可以参加政府开展的癌症早诊早治惠民项目。

③ 三级预防

三级预防主要是对肿瘤患者规范化治疗，以提高患者生活质量，延长生存期。结直肠癌的治疗方法主要取决于肿瘤的大小、位置、病变程度及患者的健康状况。通常肿瘤外科、消化道肿瘤内科和放射科的医生会一起会诊商讨合适的治疗方案。

结直肠癌的治疗原则是以手术为主的综合治疗方式，切除肿瘤是治疗结直肠癌的最常用、最有效的方法。切除病变组织的同时，结肠或直肠癌肿瘤近端和远端两侧部分的一些正常的肠管及周边的淋巴结也一并被切除。结直肠癌患者手术后要根据病理分期，也就是早期、中期或晚期来决定是否进行其他辅助治疗。对于中晚期的患者，术后可以选择化疗、放疗、免疫治疗等。

注意一定要到正规医院进行规范化治疗，不要轻信偏方或虚假广告，以免贻误治疗时机。

> 📖 **知识库**
>
> ### 你了解大肠息肉吗
>
> 如果我们肠道内长了息肉，自身是没有感觉的，绝大多数都是在体检或检查其他疾病时才发现。这些小息肉不影响肠道的功能，本人也没有任何感觉，那么可以不理它吗？其实，最令人担心的是这些小息肉会继续生长，可变为腺瘤，而腺瘤继续发展可能就会变成癌。
>
> 通常来说，年龄越大，肠道内长息肉的可能性越高，但有大肠癌家族史的人可能在比较年轻时就已长出息肉，因此患癌的风险比一般人更高。
>
> 大肠息肉从性质上划分，常见的主要是炎性息肉和腺瘤性息肉。炎性息肉由肠道增生性炎症引起，几乎不会发生恶变，而腺瘤性息肉恶变的概率较炎性息肉高。研究表明，结直肠癌有80%～95%由腺瘤性息肉发展而来；而腺瘤性息肉在长大、癌变之前，几乎没有任何症状。

腺瘤性息肉不会自行消退，如果不及时处理，可能会慢慢长大，发生癌变的概率较高。炎性息肉相对安全些，有时很小的炎性息肉会自行消失，但炎性息肉长期受炎症刺激，也有向腺瘤发展的可能。

一般结肠镜检查发现息肉时应该予以内镜下切除，内镜下息肉切除术创伤小、住院时间短，可以切断息肉癌变之路。虽然大部分医生根据经验肉眼下大致可以判断息肉的良恶性，但活检后显微镜下的病理诊断才是"金标准"，因此肠道息肉需要在显微镜下判断其恶变的可能性。

发现息肉，即使是切除了，肠道内环境没有改变，也有复发的可能，所以曾经有结肠息肉病史的患者应该按时复查。单发的良性息肉切除后，建议前2～3年每年复查一次，如果不复发，说明息肉复发的概率小，之后可以改为每5～10年复查一次。有条件者可根据个体情况适当缩短复查周期。如果是恶性息肉需要手术治疗，术后按医生建议复查。

文/杨雷

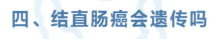

四、结直肠癌会遗传吗

在临床上，大多数大肠癌病例是散发的，也就是老百姓所谓"零零星星"发生的，但大肠癌在一个家族中聚集出现的情况也并不少见。那么，大肠癌跟遗传关系到底有多大，为什么我们要警惕家族遗传性大肠癌呢？

一般来说，约25%的大肠癌患者有家族史，5%～10%的大肠癌与遗传直接相关，被称为遗传性大肠癌。这些大肠癌和上面我们讲的散发性大肠癌有很大区别，如患者大都发病年龄小，存在家族聚集性，常规筛查和体检不能及早发现早期疾病并进行干预。遗传性大肠癌主要分为两类，一类是非息肉性综合征，主要是医生常提到的"林奇"即Lynch综合征，也是遗传性大肠癌中最常见的一类；另一类是息肉病性综合征，包括家族性腺瘤性息肉病（Familial Adenomatous Polyposis，FAP）、MUTYH基因相关性息肉病（MUTYH-Associated Polyposis，MAP）、黑斑息肉综合征（Peutz-Jeghers Syndrome，PJS）和幼年性息肉综合征（Juvenile Polyposis Syndrome，JPS）等。这些疾病都有各自不同的特点，在第二篇中还会有简要的介绍。

文/臧卫东

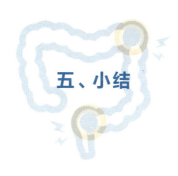

五、小结

结直肠癌是我国常见的恶性肿瘤，其发病率和死亡率居高并且呈上升趋势。其危害虽然不容小觑，但是我们也不必"谈癌色变"，因为有很多方式可以预防它的发生和发展。

健康生活，远离肠癌

生活方式很重要，预防肠癌别偷懒。

危险因素要避免，不喝酒也别吸烟。

合理膳食看指南，多吃蔬果少油盐。

运动方式多又多，跳舞快走最简单。

洗衣拖地和煮饭，家务也能把体健。

控制体重腰围小，身心愉悦保平安。

注意甄别保健品，定期体检好习惯。

生活规律睡眠足，健康幸福每一天。

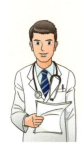

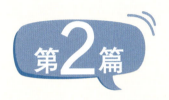

结直肠癌的"筛"

——人生中的第一次结肠镜

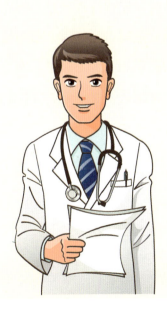

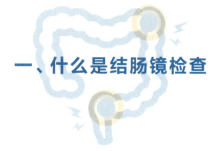

一、什么是结肠镜检查

◎ 结肠镜检查

1 结肠镜检查的常规流程

结肠镜检查开始时，普通患者通常采取左侧卧位，结肠造口术患者通常保持仰卧位；然后将镜头端插入肠道并注气、抽吸残留液体，推进结肠镜以进行直观观察。操作过程中会进行充气、吸气、镜身旋钮等。注气时，使用二氧化碳而不是空气也可减少结肠扩张和患者不适感。医生主要在结肠镜退镜过程中对结肠黏膜进行仔细观察。除息肉和可能存在的肿瘤以外，医生还应记录红斑、糜烂、溃疡、憩室、结肠黑变病、痔疮以及湿疣等病变。至少6分钟的退镜时间可以提高腺瘤检出率。

② 结肠镜下组织取样

结肠镜检查过程中发现的可见病变都应取样或切除送病理学检查。由于结肠黏膜缺乏痛觉感受器，所以在做这些操作时患者通常不会感到疼痛。

③ 图像记录和报告

所有的结肠镜操作都应包含一份完整的报告，详细描述受检结肠的范围、检查前肠道准备的质量以及检查过程中遇到的所有正常和异常的情况。结肠镜可直接观察到结直肠腔内壁，是发现肠道肿瘤最直接的方法，但仍有一定的漏诊率，主要发生在近端结肠，以锯齿状息肉和平坦腺瘤为主。获得良好的肠道准备，进行规范的结肠镜操作和精细耐心的镜下观察是降低病变漏诊率的重要措施。所以，结肠镜检查对受检者和内镜医师都有较高要求。

◎ 结肠镜可以在麻醉情况下进行

由于结肠镜检查前需要限制饮食和做严格的肠道清洁准备，未接受镇静/麻醉进行结肠镜检查的部分受检者需承受一定的痛苦，导致其依从性不佳。另外，由于结肠镜检查属于侵入性检查，有一定的并发症发生率，目标人群常因畏惧而拒绝结肠镜检查。国内外研究数据显示，即使是粪便隐血试验阳性者，随后进行结肠镜检查的比例也仅有30%～40%。

文/袁鹏

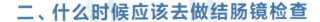

二、什么时候应该去做结肠镜检查

◎ 是不是所有人都要尽早做结肠镜检查

首先需要明确的是，并不是所有人都要尽早进行结肠镜检查。因为不同人群发生结直肠癌的风险不同、发病年龄不同等很多因素，人们没有必要过度恐慌。

1 结直肠癌风险评估

如果具有以下因素之一，那就要格外关注结肠镜检查。

（1）男性。

（2）年龄≥45岁。

（3）吸烟者（包括已戒烟者）。

（4）体重指数（BMI）≥24。

（5）有结直肠息肉史。

（6）有一级亲属结直肠癌家族史。

31

（7）患有家族性腺瘤性息肉病、林奇综合征。

除此之外的人群，在没有症状的情况下，从体检和筛查的角度考虑，可以认为是一般风险人群。一旦有不舒服和/或可疑结直肠癌的症状，应及早就诊，必要时做结肠镜检查。不同国家或地区对一般风险人群的定义不同，详见表2-1。

表2-1　国外指南中对一般风险人群定义汇总

提出组织/机构	时间	适用人群	一般风险人群定义
世界胃肠病学组织	2007年	全球	不具有以下风险因素的人群： • 结直肠癌家族性风险（包括非遗传性结直肠癌家族史和遗传性结直肠癌家族史） • 个人炎症性肠病史 • 个人腺瘤或息肉史 • 个人结直肠癌患病史
美国胃肠病学会	2009年	美国	无结直肠癌家族史者
欧洲结直肠癌筛查指南工作组	2012年	欧洲	有结直肠癌家族史但未表现为遗传综合征的个体
韩国结直肠癌多学会工作组	2012年	韩国	符合以下条件的人群： • 无个人结直肠癌病史 • 无结直肠癌可疑的临床体征和症状 • 无结直肠癌高危家族史 • 成年人
亚太工作组	2014年	亚洲	亚太风险评分为0或1的个体
西班牙肿瘤医学协会	2014年	西班牙	50岁及以上，且无额外风险因素的人群

续表

提出组织/机构	时间	适用人群	一般风险人群定义
美国医师学会	2015年	美国	不具有以下风险因素的人群： • 具结直肠癌家族史 • 长期患有炎症性肠病 • 具遗传性综合征,如家族性腺瘤性息肉病 • 结直肠癌史 • 腺瘤性息肉史
加拿大卫生预防保健工作组	2016年	加拿大	50岁及以上的非结直肠癌高危人群
美国预防服务工作组	2016年	美国	不具有以下风险因素的人群： • 家族遗传病（如林奇综合征或家族性腺瘤性息肉病） • 炎症性肠病史 • 个人腺瘤性息肉史 • 个人结直肠癌疾病史
美国结直肠癌多学会工作组	2017年	美国	无结直肠癌家族史者
美国国立综合癌症网络	2018年	美国	符合以下条件的人群： • 年龄为50岁及以上 • 无腺瘤、无柄锯齿状息肉史 • 无结直肠癌病史 • 无炎症性肠病史 • 无结直肠癌家族史

② 一般风险人群什么时候开始第一次结肠镜检查

推荐一般人群40岁起接受结直肠癌风险评估；推荐评估为中低风险的人群在50～75岁接受结直肠癌筛查。

③ 高风险人群什么时候开始第一次结肠镜检查

高风险人群是指有结直肠腺瘤病史、结直肠癌家族史和炎症性肠病的健康人群。这部分人群的筛查时间要提前到40岁，每年进行一次结肠镜检查。对于有结直肠癌家族史这部分人群，可以考虑做基因筛查，家系中遗传突变携带者应该每年做结肠镜检查，没有突变携带者可以每隔5年做一次结肠镜检查。炎症性肠病患者应该定期至消化内科就诊，根据病变范围、程度和年限与医生商定结肠镜检查间隔。如1个及以上一级亲属罹患结直肠癌，推荐接受结直肠癌筛查的起始年龄为40岁或比一级亲属中最年轻患者提前5~10岁。[①]

◎ 是不是每年都需要做结肠镜检查

结肠镜检查，即出现腹痛、便血等症状时，应及时做一次结肠镜；结肠镜复查，即明确诊断，需要观察病情变化，可定期做一次结肠镜；结肠镜筛查则是为了结直肠癌和癌前息肉病变得到早诊早治，主动做一次结肠镜。

2020年中国中晚期结直肠癌患者诊疗现状调查发现：

---

① 中国临床肿瘤学会指南工作委员会. 中国临床肿瘤学会（CSCO）结直肠癌诊疗指南 2023［M］. 北京：人民卫生出版社，2023.

64%的患者不知道结直肠癌的高危因素；83%的患者确认时已为肿瘤晚期，97%的患者病前未做过结肠镜，只有6.9%的患者是主动体检做结肠镜时发现的！由此可见，科普结肠镜筛查的重要性，千万不要等到身体出现大便出血、肠梗阻等晚期表现时才去做结肠镜检查。在我国进行大范围的结肠镜普查不太现实，个人应主动把握体检或门诊的机会，让医生对自己进行风险评估，决定是否做结肠镜筛查。

1 普通人群

一般风险人群是指肠道健康正常者，无明显腹部不适症状、大便正常、无明显肠道疾病、无明显肠道息肉和肿瘤家族史、无明显肥胖和糖尿病等疾病史、无明显不良饮食和生活习惯、无不良嗜好。这部分人群发生结直肠肿瘤可能性较小，医学上称为一般（中低）风险人群，国内外专家一致推荐结直肠肿瘤早诊早治筛查年龄可放宽至50岁左右，做结肠镜筛查的同时或择期切除被发现的肠息肉，能大大降低结直肠癌的发病率。

2 高危人群

如果你的一级亲属（父母、子女或亲兄弟姐妹）中有一人有肠息肉病史，尽管本人无任何症状，也建议40岁时就要查一次结肠镜，并且每3～5年做一次结肠镜筛查；如果一级亲属中有多人查出肠息肉，或是多发性肠息肉者，或二级亲属（父母辈兄弟姐妹和子女）有肠息肉病史，专家建议在20～40岁或比最年轻的亲戚发病年龄早10年进行一次结肠镜筛查，如确诊为遗传性结肠息肉病（如典型的家族性腺瘤性息肉病家族史），建议在10岁时就要做一次结肠镜筛查，而且要求每1～2年做一次结肠镜筛查。

如果自己的术前肠道准备得很充分、肠道清洁得很干净，医生检查又很仔细，算得上是一次高质量的结肠镜检查。但由于肠道弯弯曲曲、不停蠕动、分泌物多等因素，较小的息肉隐蔽性很强不易被发现，仍需要定期筛查，间隔时间专家意见尚不统一。美国专家共识意见是不需要经常做结肠镜检查，推荐每10年筛查一次就可以了，国内多数专家也同意此共识。如果肠道准备不充分，影响了结肠镜的观察，需要在1～2年内再做一次高质量的结肠镜筛查。

知识库

结直肠癌筛查技术和方案

推荐结直肠癌高危人群参加结直肠癌筛查，具体筛查技术和方案如下。

（1）结肠镜检查：每5～10年检查一次。结肠镜是结直肠癌筛查的"金标准"，可对镜下可疑病变进行活检并进行病理检查以明确诊断。诊断为癌前病变或癌者，应到正规医院按照临床诊疗规范进行治疗。值得注意的是，完成治疗后的受检者仍需遵照医生建议到医院定期复查。

（2）免疫法粪便隐血检测（FIT）：每1～2年检测一次。检测结果阳性者需进一步接受诊断性结肠镜检查。

（3）FIT-DNA检测：实验室检测粪便样本中结直肠癌相关基因突变，每3年检测一次。检测结果阳性者需进一步接受诊断性结肠镜检查。

温馨提示

　　结肠镜检查前要做哪些准备？平时口服药物需要停吗？

- 医生要通过结肠镜观察肠道内部的情况，因此肠道清洁度就显得至关重要，检查前除了要喝泻药，饮食控制也同样重要。检查前1天进食半流质食物（白粥、软面条等），戒食纤维食物（青菜、水果），检查前3天戒食火龙果、冬瓜等有籽的水果、蔬菜。便秘的人饮食控制要适当延长2～3天。

- 降压药应在服泻药前一小时服用。

- 降糖药或者胰岛素早上应暂不使用，等检查结束后询问医生再决定是否使用。

- 阿司匹林、氯吡格雷、华法林等抗血小板、抗凝药物或者是活血化瘀等药物，因其易导致出血等并发症，

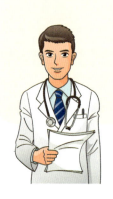

故检查前应告知检查医生，必要时在检查前经专科医生评估风险后，在检查前一周停用或改用其他替代药物。

- 女性要避开月经期。

文/丁培荣

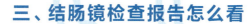

三、结肠镜检查报告怎么看

◎ 结肠镜报告的解读

❶ 结肠镜报告的组成部分

在进行结肠镜检查时，如果在检查中患者结肠没有发现异常，则不需要再对患者进行活检。如果在检查过程中发现息肉、肿块等不良因素，医生往往会对患者再次进行病理活检确认患者患病类型。在对患者的结肠镜报告进行解读时，则需要注意结肠镜检查医生的诊断和病理活检医生的诊断。

❷ 报告中提到的大肠部分

大肠由盲肠、升结肠、横结肠、降结肠、乙状结肠和直肠、肛管等几部分组成。结肠的起始部分是盲肠，食物从小肠经回盲部送入大肠之中。直肠是结肠的最末端部分，当食物在人体内经过消化之后，食物中的营养物质和水分会在大肠吸收，残渣经肛门排出体外。

◎ 看结肠镜报告主要是看什么

① 有没有发现结直肠癌

在结肠镜报告中，医生会根据病变情况来判断是否存在结直肠癌或其他肠道疾病。如果报告中明确提到发现了肿瘤、息肉或其他可疑病变，并且这些病变经过活检或其他检查手段确认为恶性，那么就可以确定存在结直肠癌。然而，如果报告中没有提及发现肿瘤或可疑病变，或者病变经过检查被确定为良性，那么就可以认为没有结直肠癌。但需要注意的是，即使一次结肠镜检查没有发现结直肠癌，也不能完全排除未来发病的可能性，定期的肠道健康检查仍然非常重要。

② 有没有其他结直肠病变

除了结直肠癌，结直肠还可能出现多种病变，如息肉、炎症、溃疡等。息肉是结直肠常见的病变之一，通常是良性的，但某些类型的息肉，如腺瘤，有可能发生恶变。报告中会描述息肉的数量、大小、位置和形态，以及是否进行了活检。炎症也是结直肠常见的病变之一，可能表现为肠道黏膜的充血、水肿和糜烂。炎症可以由多种原因引起，如感染、自身免疫性疾病等。报告中会描述炎症的程度和范围，以及可能的病因。此外，溃疡也是结直肠可能出现的病变，通常与炎症或感染有关。溃疡的形态、大小和位置也会在报告中详细描述。

❸ 是不是检查了全部结肠

通常情况下，结肠镜检查会覆盖整个结肠，从肛门进镜开始，通过直肠，然后逐渐进入乙状结肠、降结肠、横结肠、升结肠，直到回盲肠。然后再退镜仔细观察结肠黏膜情况，寻找可能发生的病变。然而，有些情况下可能无法完全检查整个结肠。例如，如果患者肠道准备不充分，肠道内有较多残留物，可能会影响检查的视野和准确性。如果发现肠道环周的肿瘤病变，堵塞肠腔，导致内镜不能通过，也无法完全观察。此外，由于肠道冗长或患者疼痛不能耐受[1]，无法完成结肠镜检查，也是难以完全观察全结肠的，这些情况在结肠镜报告中都会加以说明。

---

① 肠黏膜（肠内壁）没有痛觉神经，但是腹膜（肠外壁）在收牵拉过程中会有痛觉，所以会有个别人不能耐受。

④ 有没有可能漏诊

结肠镜检查确实存在漏诊的可能性。漏诊的原因可能包括多个方面：一是肠道准备不充分可能导致粪水残留，这会影响结肠镜检查的视野，使得一些病变部位难以被发现。因此，患者在接受结肠镜检查前，应严格按照医生的指导进行肠道准备，以确保肠道的清洁度。二是检查者的技术水平也是影响结肠镜检查准确性的重要因素。如果检查者经验不足或操作不当，可能会遗漏一些病变部位。因此，选择经验丰富的医生进行检查是非常重要的。三是肠道的解剖结构也可能影响检查的准确性。一些特殊部位，如结肠的弯曲处，可能难以被完全观察，从而增加了漏诊的风险。对于高危人群或有疑虑的患者，可以考虑定期进行复查，以确保及时发现和治疗肠道病变。

◎ 结肠镜报告的主要异常发现解读

① 结直肠癌

在内镜下观察，绝大多数结直肠癌是起源于黏膜且突入管腔的腔内肿块，肿块可呈外生型或息肉状。质脆、坏死或溃疡的病变部位可能观察到渗血或者明显出血。少部分病灶呈非息肉状且相对平坦或凹陷，在结肠镜下可能比息肉状病变更难被发现，但结肠镜检查对这类病灶的发现敏感性优于CT结肠成像检查。

② 肠息肉

结直肠息肉是高于结直肠黏膜上皮并突向肠腔的赘生物（见图2-1），包括结肠息肉和直肠息肉，主要包括炎症性、增生性、错构瘤、腺瘤等。其肉眼观察可能为有蒂、无蒂、扁平、浅表凹陷或深凹陷。

从广义上讲，任何突出于肠腔内的隆起性病变均可称为息肉，但一般所指的息肉为黏膜的局限性隆起。肠息肉

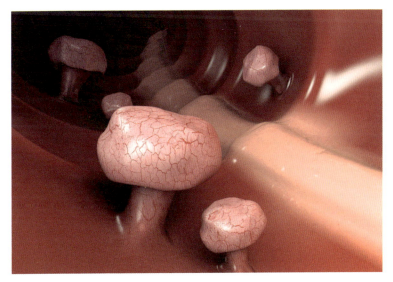

图2-1　肠道息肉

是肠道肿瘤性病变的一种，也是肠道常见的疾病之一。95%以上的肠癌是从肠息肉逐步发展而来的，这个过程一般需要5～10年，因此我们有足够的时间早发现早治疗。

③ 炎症性肠病

一般包括溃疡型结肠炎和克罗恩病，是一种慢性炎症性疾病。

结肠镜下表现为黏膜充血、黏膜红肿、黏膜溃疡以及肠道黏膜增生形成的结节，除此之外，还可能会表现为黏膜粗糙、黏膜糜烂、黏膜血管纹理模糊等情况。严重者会有肠壁僵硬、变形等。

④ 痔疮

根据其相对于齿状线的位置，可分为外痔、内痔或混合痔。外痔位于齿状线远侧，内痔位于齿状线近侧。内痔根据其从肛管脱垂的程度来分级。症状性痔的发生与年龄增长、腹泻、妊娠、盆腔肿瘤、久坐、用力和慢性便秘有关。症状性内痔的病因尚不完全清楚。痔疮出血几乎都是无痛的，通常与排便有关。血液通常为鲜红色，排便结束时覆盖在大便表面，也可能滴入厕所。偶尔出血量可能很大，且用力时会加重。对于经直肠排出鲜红色血液、存在肛门瘙痒和/或急性发作肛周疼痛的患者，应考虑症状性痔疮。通过排除其他可引起类似症状的原因及观察到痔疮，可做出诊断。

◎ 结肠镜活检病理介绍

① 腺癌

腺癌是一种恶性肿瘤，起源于腺上皮组织。

在肠道中，腺癌可能出现在结肠、直肠等不同部位。结肠腺癌和直肠腺癌是肠道腺癌中较为常见的类型。当活检病理结果显示为腺癌时，意味着肠道内存在恶性肿瘤，需要进一步的诊断和治疗。腺癌的生长方式多样，可能表现为腺管状、乳头状等形态。根据分化程度，腺癌可分为高分化、中分化和低分化。对于结肠镜活检病理确诊为腺癌的患者，医生会根据病变部位、分期以及患者的整体情况，制定个体化的治疗方案。治疗方案可能包括手术切除、化疗、放疗、靶向治疗等多种手段的综合应用。

② 高级别上皮内瘤变

高级别上皮内瘤变（HGIN）是一种较为严重的异型增生病变，属于上皮内瘤变（IN）的一种高级形式。上皮内瘤变是指上皮组织在形态和结构上发生异型增生,这种异型增生可能是轻度、中度或重度,而高级别上皮内瘤变则通常指的是重度异型增生或原位癌。

③ 腺瘤

根据病理可以细分为腺瘤性息肉和非腺瘤性息肉。腺瘤性息肉是消化道最常见的息肉类型,包括管状腺瘤、绒毛状腺瘤及管状绒毛状腺瘤。其中管状腺瘤镜下主要为排列规则的腺体组织,分化较好;绒毛状腺瘤又名乳头状腺瘤,镜下多见乳头状或绒毛状隆起的上皮,含有较多血管,血供极为丰富但也容易出血,该类型息肉癌变率高。管状绒毛状腺瘤同时具备上述两种表现,癌变率次于绒毛状腺瘤。

除此之外,腺瘤性息肉有一个特例——无蒂锯齿状病变(Sessile Serrated Lesion,SSL)。该息肉外形上有着传统增生性息肉的锯齿状结构,但在病理上却有腺瘤性息肉的异型上皮组织,其恶变潜能不一,包括增生性息肉、传统锯齿状腺瘤和无蒂锯齿状息肉(伴或不伴细胞学异型增生)。最新研究报道大约80%的结直肠癌由腺瘤性息肉发展而来。

非腺瘤性息肉主要有炎性息肉、增生性息肉、错构瘤性息肉。

④ 炎症

溃疡性结肠炎（UC）：特点为局限于结肠黏膜层的炎症复发与缓解交替出现。该病几乎都会累及直肠，并且通常以连续性蔓延的方式向近端累及结肠的其他部分。溃疡性结肠炎的严重程度一般分为轻度、中度或重度。并发症包括：严重出血、中毒性巨结肠、穿孔、肠腔狭窄以及发生异型增生和结直肠癌（CRC）。

克罗恩病（CD）：最常累及回肠和近端结肠，且消化道的任意部位均可受累。特征是透壁性炎症和跳跃性病灶（即外观正常的肠段之中穿插着病变区域）。克罗恩病的透壁性炎症可能导致肠壁纤维化进而引起肠腔的狭窄，并可导致不常见于溃疡性结肠炎的梗阻性临床表现。透壁性炎症也可能导致窦道，引起微穿孔和瘘形成。许多克罗恩病患者的症状呈慢性和间歇性，但病程可能不尽相同。一些患者可能有持续性和进展性活动疾病，而大约20%的患者会在出现首发症状后长期缓解，慢性肠道炎症可导致狭窄、瘘或脓肿等并发症。一项人群队列研究显示，炎症性克罗恩病患者在诊断后20年发生肠道并发症的风险为50%。

📖 知识库

息肉类型与癌变风险

肠息肉		癌变风险
增生性息肉		一般不癌变
炎性息肉		一般不癌变
腺瘤	管状腺瘤	癌变率约5%
	绒毛状腺瘤	癌变率约56%
	管状-绒毛状腺瘤	癌变率约29%
家族性腺瘤性息肉病		癌变率约100%
传统型锯齿状腺瘤		癌变率<5%
广基型锯齿状腺瘤		癌变率<5%
幼年性息肉病		癌变率50%

　　发现腺瘤最好的方法就是做结肠镜检查。腺瘤的大小和癌变风险有关。根据结肠镜下腺瘤的大小，可以分成微小腺瘤、小腺瘤和大腺瘤。小于5mm的微小腺瘤，不仔细看都发现不了，癌变可能很小，所以不用太担心，我们结肠镜发现的腺瘤约有一半都是这种；6～9mm的腺瘤出现癌变的概率就稍高一些，2‰；再大点，腺瘤超过1cm，其癌变的机会为3.2%～11%。

温馨提示

符合下列任一条件即为进展期腺瘤：

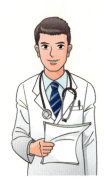

（1）≥10mm的管状腺瘤。

（2）组织学有绒毛状成分或有高级别异型增生的任何大小腺瘤。

文/袁鹏

四、不做结肠镜能检查结直肠癌吗

◎ 粪便隐血试验

粪便隐血试验（fecal occult blood test，FOBT）是一种非侵入性的方法，用于筛选粪便，以寻找肉眼看不见的血液，即隐血。FOBT最常被用作筛查工具，用来检查50岁或50岁以上人群，用粪便样本检测出粪便中隐藏的血液，进而为早期发现结直肠肿瘤提供线索。医生通常建议那些符合这些标准的人每年都要做FOBT。检查可以诊断许多可能导致出血的病症，包括溃疡、痔、结肠炎、憩室病、息肉和癌症。

粪便隐血阳性：若结肠镜以外的结直肠癌筛查检测结果为阳性（即异常），则需及时进行结肠镜检查，以评估结肠息肉和结直肠癌。若粪便检查〔包括免疫法粪便隐血试验（FIT）、愈创木脂粪便隐血试验（gFOBT）、

FIT-DNA（即免疫法粪便隐血和肿瘤脱落细胞DNA联合检测）、多靶点粪便DNA检测（MT-sDNA）〕结果为阳性，应进行诊断性结肠镜检查，而非再次进行粪便检查，因为后续粪便检查结果为阴性并不意味着首次检查结果为假阳性。另外，若患者有胃肠道症状或体征（如缺铁性贫血、上消化道症状），即使非侵入性检查结果为阴性，也需对整个结肠进行诊断性评估。建议尽快在3个月内进行结肠镜检查。尽快进行结肠镜随访检查可显著降低因诊断性检查延迟而由临床前期病变进展为更难治愈病变的可能性。一项回顾性研究纳入了2010—2014年70000余例FIT阳性的50～70岁患者，发现结直肠癌或晚期结直肠癌的检出率随着FIT与结肠镜检查的间隔时间延长而上升。因此，若FIT筛查结果为阳性也无法进行结肠镜检查，我们则不推荐进行筛查。若FIT、gFOBT或MT-sDNA筛查结果为阳性，且完全结肠镜检查（探及盲肠且肠道准备充分）未见异常，患者应恢复常规筛查方案。

　　FOBT 是结直肠癌无创筛查的最重要手段，包括化学法和免疫化学法。

① 化学法粪便隐血试验

愈创木脂粪便隐血试验（gFOBT）是目前最常用的化

学法粪便隐血试验，具有价格低廉、检查便捷等优点，人群筛查参与率相对较高，研究证实其能降低结直肠癌的死亡率。但gFOBT检出结直肠癌及其癌前病变的敏感性较低，故无法显著降低结直肠癌的发病率。此外，其检查结果易受食物、药物等多种因素干扰，假阳性率相对较高。近年来已逐步被免疫化学法粪便隐血试验所取代。

② 免疫法粪便隐血试验

免疫法粪便隐血试验（fecal immunochemical test，FIT）利用人血红蛋白抗原抗体反应的原理进行检测，克服了化学法产品的不足，特异性、敏感性及阳性预测值明显提升，检查结果不受食物或药物的影响，更适用于人群筛查。

FIT有多种检测方法，如胶体金法、乳胶凝集比浊法以及酶联免疫法等，其中以定性的胶体金试纸在我国结直肠癌筛查中的应用最为广泛，且以连续两个粪便样本的FIT检测成本效益更佳。FIT使用抗体检测血液，可能比FOBT更敏感。它不需要任何特殊的饮食限制，并且可以在任何时候完成。现在FIT已被作为重要组成部分纳入多项大肠癌筛查策略中。

大样本数据分析结果提示FIT筛检出结直肠癌的敏感性和特异性分别为79%和94%。在无症状风险升高人群中，FIT诊断结直肠癌的敏感性和特异性分别为93%和91%。

FIT的主要不足是检出进展期腺瘤的敏感性偏低，一般仅20%～30%，在高危人群中亦不足50%。目前在中国人群中评价不同FIT筛查间隔的研究尚未有公开发表数据。考虑到FIT的成本、检查顺应性和筛检准确度，推荐在中国人群中进行每年一次的FIT筛查，FIT阳性者需要进行结肠镜检查以明确诊断。

> **★ 小贴士**
>
> ### 如何让粪便隐血试验更准确
>
> 　　为了让粪便隐血试验更加准确，建议在检查前3天就开始禁食肉类以及含血的食物、铁剂、叶绿素（如菠菜）食物，以免出现假阳性或者假阴性的结果。
>
> 　　其他可能导致假性结果的因素如下。
>
> 　　（1）假阳性：服用阿司匹林、皮质类固醇、非类固醇抗炎药。
>
> 　　（2）假阴性：大量摄入维生素C。

◎ 粪便DNA检测

　　粪便DNA检测（MT-sDNA）主要针对结直肠脱落细胞

的基因突变和/或甲基化等特征，有单靶点和多靶点方案，也可与FIT联合检测，具有无须特殊设备、无须限制饮食、无创等优点，有望应用于人群普查，成为近年来研究的热点之一。

近期一项大规模临床研究发现，对于结直肠癌的诊断，多靶点FIT-DNA联合检测（包括FIT与KRAS突变、NDRG4甲基化和BMP3甲基化）比FIT敏感性更高（分别为92.3%、73.8%），特异性略低（分别为86.6%、94.9%），可检出更多的进展期腺瘤及有意义的锯齿状病变。美国多个权威组织推荐将其应用于无症状人群结直肠肿瘤早期筛查，推荐筛查周期为3年一次或1年一次。与国外相比，该技术在国内虽然起步较晚，但一直在不断探索中。如人类肠癌SDC2粪便基因检测试剂盒目前已获国家药品监督管理局批准用于肠癌检测，临床试验数据显示，该试剂盒可以检测出约84.2%（315/374）的结直肠癌，特异性约97.9%（821/839），其中对于可根治的Ⅰ～Ⅱ期结直肠癌检出率约86.7%（137/158）。国内另一项多中心临床研究（共纳入500例患者，其中132例结直肠癌患者）显示，采用人类SFRP2和SDC2基因甲基化联合检测试剂盒（荧光PCR法）联合检测粪便中人源SDC2和SFRP2基因甲基化，诊断结直肠癌和进展期腺瘤的敏感性分别达97.7%和57.9%，显著高于FIT法（69.7%和21.1%，

$P<0.05$），区分良性息肉、其他肿瘤或非癌性结肠病变的特异性也显著高于FIT（分别为90.5%、73.0%）。

粪便DNA检测用于人群早期结直肠癌筛查的主要缺点在于价格相对偏高且筛查间期尚不确定。目前国内尚无粪便DNA检测的大样本人群筛查数据，也缺乏多轮粪便DNA检测筛查的长期随访研究结果。今后值得在国内开展大样本人群筛查研究，以明确粪便DNA检测在结直肠癌筛查中的确切价值，验证最适合国人的分子靶点，并推荐最适宜的筛查间期。

◎ 乙状结肠镜筛查

乙状结肠镜可检查降结肠、乙状结肠及直肠，对肠道准备要求低，在部分欧美国家用于筛查结直肠癌，而在我国应用较少。近期一项纳入170432例受检者的大样本量随机对照研究显示：乙状结肠镜筛查可显著降低人群结直肠癌的发病率和死亡率，其中发病率下降35%，死亡率下降41%。但由于乙状结肠镜自身的局限性，其对近端结肠肿瘤的发病率无明显降低作用。我国一项研究显示：中国患者中38%的结肠腺瘤和42%的结直肠癌位于近端结肠，提示乙状结肠镜检查会遗漏大量结肠病变。因此目前不推荐使用乙状结肠镜进行结直肠癌筛查。尽管目前中国乙状结肠镜筛查尚未广泛开展，综合现有的研究证据和国内外指南和共识建议，对于有条件的地区，推荐每3～5年进行一次乙状结肠镜的检查。

◎ 结肠胶囊内镜筛查

胶囊内镜检查具有无痛苦、方便快捷等优点。目前有少数研究尝试将结肠胶囊内镜用于结直肠癌筛查。一项早期研究表明，胶囊内镜对大于1cm结肠息肉的诊断敏感性为60%，对结直肠癌的诊断敏感性仅74%，约2%的结肠胶囊内镜操作失败，8%的受检者出现不良事件。虽然近期的研究提示其新一代产品诊断效能有所改善，但由于发现病变后无法取活检的局限性，仍需结肠镜确证，综合成本效益考虑，目前国内暂不推荐用于结直肠癌人群筛查。

◎ 结肠CT成像技术

结肠CT成像又称CT模拟全结肠镜，是指在肠道清洁后，通过腹部高精度CT检查模拟成像，获得结直肠的三维图像从而诊断肠道肿瘤的方法。该方法不仅需肠道准备，而且操作相对复杂、检查费用昂贵,同时存在假阳性、放射线危害、人群接受度低等诸多问题,目前暂不建议应用于人群筛查。仅适用于部分无法完成全结肠镜检查的病例。综合现有的研究证据和国内外指南/共识建议,推荐在有条件的地区,可每3～5年进行一次结肠CT成像技术的检查。

◎ 血液学检查

① 血浆Septin9(SEPT9)基因甲基化检测

甲基化SEPT9(mSEPT9)基因是结直肠癌早期发生发展过程中的特异性分子标志物。最近我国一项大规模临床试验发现其诊断结直肠癌的敏感性和特异性分别为74.8%和87.4%,均高于FIT检测。但mSEPT9对于癌前病变(结直肠腺瘤、息肉及进展期腺瘤)的诊断敏感性和特异性不足,不推荐用于人群筛查,可作为个体化诊断的选择与补充。

② 粪便丙酮酸激酶(M2-PK)检测

肿瘤细胞中M2-PK的过表达可促进大分子的生物合成,进而影响肿瘤增殖和转移。对17项研究共12116例受检者的Meta分析表明,结直肠癌患者粪便中M2-PK的水平显著高于健康人群,其敏感性为80.3%,特异性为95.2%,均明显高于FOBT，目前尚待国内临床研究验证其筛查效果。

推荐的筛查方法：①FIT，推荐筛查周期为每年一次；②粪便DNA检测，建议筛查周期为每1～3年一次；③结肠镜检查，推荐筛查周期为每5～10年一次高质量结肠镜检查。伺机筛查时，为提高筛查参与率，应结合各方法特点，充分考虑个人意愿，灵活、综合选用筛查方法。

3 血液肿瘤标志物

肠癌常用的肿瘤标志物有癌胚抗原（CEA）和糖类抗原CA19-9，在较为早期的结直肠癌中，约45%的患者有CEA的升高，而CA19-9的敏感性及特异性都不如CEA，且有研究表明，在结直肠癌中，肿瘤血清学指标CEA、CA19-9升高的水平和肿瘤的分期呈正相关，晚期或转移复发的患者中CEA、CA19-9的阳性率更高，因此这两个肿瘤标志物在临床上常用来作为肿瘤复发或转移的监测性指标。

4 其他检测方法

肠癌的其他检测方法包括钡剂灌肠、PET-CT等功能和代谢显像等。

文/韩炜

📖 知识库

目前常用的结直肠癌筛查手段及评价

结直肠癌的常见筛查手段

筛查技术	结直肠癌筛查的证据强度		
	发病率降低	死亡率降低	获益损害比
粪便检测			
用无再水化的愈创木脂试验每两年进行一次筛查	提示缺乏效果	充足	充足
用较高灵敏性（有再水化）的愈创木脂试验每年或每两年进行一次筛查	有限	充足	充足
用FIT试验每两年进行一次筛查	有限	充足	充足
内镜检查技术			
乙状结肠镜单次筛查	充足	充足	充足
结肠镜单次筛查	充足	充足	充足
CT结肠成像			
CT结肠成像单次筛查	有限	有限	不足

结直肠癌筛查方法对比

筛查方法	优势	劣势
结肠镜	"金标准"检出率95%	有创痛苦、无创昂贵；患者依从性低、无法发现远端结肠肿瘤；中国结肠镜检查医生和资源不足
愈创木脂粪便隐血试验（gFOBT）	价格低廉；检测便捷；人群筛查参与率相对较高；无创	检出结直肠癌及其癌前病变的敏感性较低；假阳性率高
免疫化学法粪便隐血试验（FIT）	相比gFOBT，有更高的灵敏度和特异性；无饮食控制；测试成本较低	检出进展期腺瘤的敏感性偏低
粪便DNA检测	无创；检测敏感性较高；检测进展期腺瘤的敏感性较高	特异性仍有待提高；价值相对偏高；筛查间期尚不确定

资料来源：《中国结直肠癌筛查与早诊早治指南（2020）》前瞻产业研究院整理。

五、免费筛查项目要不要参加

◎ 筛查项目的来源和意义

为改变我国结直肠癌高发病率、高死亡率和低早期诊断率的现状，早期结直肠癌筛查措施亟待在国内推广。我国的结直肠癌筛查起步于20世纪70年代结直肠癌高发现场的防治工作。近10年来，随着我国结直肠癌患者不断增加，国家和地方开始逐步推进公共卫生服务项目，在更多的地区逐步开展了人群结直肠癌筛查项目，取得了较好的社会效益。以上海市为例，参加结直肠癌筛查的人群早期大肠癌占比为51.6%，而没有参加筛查的人群早期大肠癌占比仅为16.2%。

但我国人口众多，城乡、地域、经济社会发展程度差异巨大，目前尚无简易而高效的筛查手段进行全民结直肠癌普查。依据现有经验，我国结直肠癌预防知识知晓率低，人群筛查依从性不高，严重降低了筛查的效率。在各级医疗机构（医院、卫生院、社区门诊）和体检中心面向就诊者及体检个体进行的伺机筛查，简便、实用、依从性较好，能明显缩小筛查人群范围，节省卫生资源，是我国结直肠癌筛查的重要组成部分和有效措施。特别是在资源有限的情况下，建议集中力量开展伺机筛查。加强结直肠癌预防宣传和健康科普教育，结合当地实际情况，将人群筛查与伺机筛查有机结合，是符合我国国情的筛查模式。

结直肠癌的发病率在50岁以后呈现快速上升的趋势。大多数欧美国家把50～75岁作为结直肠癌筛查的目标年龄段。76～85岁人群根据个人健康状况和预期寿命选择是否参与筛查，85岁以上则不再建议筛查。2018年，美国癌症协会（ACS）根据流行病学数据和数学模型研究，建议从45岁开始进行结直肠癌筛查。我国结直肠癌人群发病率从40岁开始上升速度加快，50岁以上速度加快更为明显。而我国人口基数巨大，人均结肠镜资源极其匮乏。根据我国国情及结直肠癌临床流行病学资料，人群筛查建议将45～75岁作为目标年龄段。同时应密切关注40～49岁甚至更年轻人群的结直肠癌流行病学趋势，并纳入卫生经济学评估，结合当地经济社会发展水平、可获得的医疗资源、民众的接受程度等因素综合考虑是否将其纳入目标人群。需要注意的是，结直肠癌患者中约40%无明显报警症状，因此不应因无报警症状而排除筛查对象。进行伺机筛查时，无症状一般个体参照人群筛查年龄范围，可酌情放宽，作为人群筛查未覆盖的年轻和高龄个体的补充。对于有相关症状和体征的个体，特别是便血、黏液血便、排便习惯改变、不明原因贫血、体重下降等报警症状的个体，则不做年龄限制。

根据危险因素进行风险分层可简便快速筛选出高危受检者，具有重要临床意义。国内的结直肠癌筛查高危因素量化问卷凝聚了我国结直肠癌高发现场筛查工作的宝贵经验，尤其适合筛选出有症状、有家族史和高危病史的人群，在我国使用范围广、顺应性良好，是社区筛查的常用风险分层系统，但尚有简化优化的空间。伺机筛查风险问卷适合于到社区医院参与早诊筛查的个体，一般由社区医生使用。

亚太结直肠筛查评分及其修订版（年龄、男性、结直肠癌家族史、吸烟和肥胖）作为筛选结直肠癌和进展期腺瘤高风险人群的工具更为简洁易用，有助于后续筛查方案的选择。

◎ **筛查项目的目的和设计思路**

① **筛查目标**

早期结直肠癌筛查的长期目标是降低人群结直肠癌死

亡率和发病率。在我国结直肠癌危险因素增多、人口结构老龄化加快、发病率逐步上升的大背景下，从开展筛查到遏制上升趋势，进而观察到实际死亡率和发病率的下降，将是一个相当漫长的过程。考虑到我国大部分地区尚未建立完善的死亡和肿瘤登记系统，有效监控长期目标存在诸多困难。早期结直肠癌筛查的中期目标是提高早期癌在结直肠癌总体中所占的比例，降低筛查间期结直肠癌的发病率。筛查的短期目标着眼于提高人群筛查率，提高早期结直肠癌及重要癌前病变（进展期腺瘤、广基锯齿状病变及其他伴有高级别上皮内瘤变的病变）检出率和提高结肠镜检查质量。短期指标可即时观察早期结直肠癌筛查项目的成效，便于审查及持续质量改进。

纤维结肠镜在结直肠癌筛查中占据不可替代的地位，是整个结直肠癌筛查流程的核心环节。以美国为代表的少数发达国家采用纤维结肠镜检查进行一步法筛查，而大多数采用两步法的国家将其作为所有初筛阳性者的后续确证检查。结肠镜下活检或切除标本的病理检查是结直肠癌确诊的"金标准"，镜下切除癌前病变可降低结直肠癌的发病率和死亡率。

即使在美国等发达国家也远未实现适龄人群的结肠镜普查，考虑到我国纤维结肠镜资源匮乏且分布不均，直接结肠镜筛查可作为个体化筛查的重要手段予以宣传推广，但不适宜应用于大规模人群普查。将适龄人群进行有效分层和精准初筛，在充分浓缩的高危人群中进行结肠镜检查并不断提高受检依从性，是更符合中国国情的人群筛查策略。目前在中国人群中评价不同结肠镜筛查间隔的研究尚未见公开发表数据。考虑到我国国情，为了提升结肠镜筛查效果，降低间期癌发生率，推荐每5～10年进行一次高质量的结肠镜检查。

2 设计思路

筛查对象按罹患结直肠癌的危险性分成一般个体和高危个体，分别采用不同的策略进行筛查。所有精查对象登记建档、根据后述具体条款定期随访。

（1）一般个体：门诊和健康体检者常规行FOBT（免疫法或化学法），阳性者建议行结肠镜精查。

（2）高危个体：作为重点筛查对象，不必拘泥于FOBT（免疫法或化学法）结果，建议行全结肠镜检查；必要时可行肿瘤标记物检测。以下6项之一者可作为伺机性筛查高危个体：①有消化道症状，如便血、黏液便和腹痛者，不明原因的贫血或体质量下降；②有结直肠癌病史者；③有结直肠癌前疾病者，如结直肠腺瘤、溃疡性结肠炎（UC）、克罗恩病（CD）、血吸虫病等；④直系亲属有结直肠癌病史；⑤直系亲属有结直肠息肉史；⑥有盆腔放疗史者。

（3）筛查模式：人群筛查与伺机筛查有机结合（见图2-2）。

在结直肠癌筛查起止年龄方面，CACA指南建议40岁起接受结直肠癌风险评估，低危人群筛查的起止年龄在50～75岁，散发性结直肠癌高风险人群筛查的起止年龄在40～75岁，并建议1个及以上一级亲属患结直肠癌患者提前接受筛查，一般起止年龄在40～75岁，或比亲属中最年轻患者提前10岁开始。结肠镜检查无异常者建议每5～10年进行一次高质量结肠镜检查。

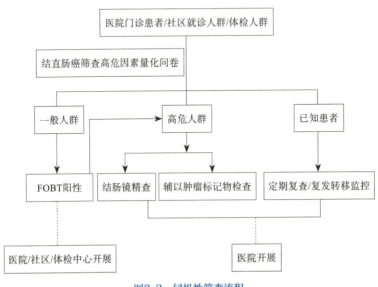

图2-2 伺机性筛查流程

③ 未来及展望

由于近年来不断涌现的结直肠癌新兴筛查方式在临床上的实际应用价值、落地可行性仍需进一步验证。结肠镜仍是结直肠癌诊断的"金标准"，如今，人工智能（AI）在结肠镜中的表现已不亚于专业内镜医师，尽管如此，AI在结肠镜中的应用依然面对诸多挑战，同时也为AI内镜的发展提供新思路。首先，AI模型对训练所用数据集的依赖导致发展AI内镜对大范围数据共享的迫切要求。因此，我们需要建立具有统一质量标准的数据资源共享平台。其次，在此基础上还可以开展远程专家会诊，甚至实现"检诊分离"，加速优质医疗资源的互联互通、有效分配。有更强大的数据资源为背景，AI通过综合多模态数据（影像、病理、生物组学数据等）对疾病预后的预测将更为准确。除了辅助内镜医师提高疾病的诊断准确率，AI也可用于内镜初学者的训练，并为专业内镜医师提供参考意见。另外，AI系统辅助的机器人内镜检查、内镜下手术等操作正在蓬勃发展中，无抖动、定位准确、高精度等优势将大大提高内镜操作的安全性和有效性。此外，AI与具有更强大续航能力的胶囊内镜的结合也可能将内镜检查引入无接触检查的新时代，在全球防疫的大背景下具有重要意义。但基于深度学习的本质，目前构建的模型只适用特定临床范围，未来全球数据共享或可使这一技术突破局限性，从而构建适用全球的AI模型。

在传统的筛查方式中，结肠镜的侵入性与粪便检测的采样不适性使得患者的依从性较低，而非侵入性的筛查方式样本收集简便，患者具有较好依从性，有利于结直肠癌的二级预防。近年来非侵入性的筛查方式如血液检测、尿液检测、呼吸检测逐渐进入人们的视野，相信在政府持续支持、医学科学家与临床工作者不断努力、民众筛查意识不断提升的未来，结直肠癌的筛查质量必然迎来飞跃，发病率、死亡率将不断下降。

文/徐烨

六、和遗传有关的结直肠癌怎么早发现

不同的遗传相关结直肠癌检查方式不一样。

林奇综合征是一种错配修复基因突变的常染色体显性遗传病，家族中这种异常基因的携带者不仅容易患大肠癌（发病年龄偏早，一般在40～50岁），患子宫内膜癌、卵巢癌、胃癌、小肠癌、胰腺癌、胆管癌、输尿管癌等其他部位恶性肿瘤的概率也远高于正常人群。家族腺瘤性息肉病是一种常染色体显性遗传病，也是比较常见的遗传性大肠癌，多在15岁左右出现，表现为大肠内有数十到成百上千个、大小不一的息肉。家族腺瘤性息肉病患者发生息肉癌变的年龄比一般散发性大肠癌患者要早，如果不及时治疗，50岁时100%家族腺瘤性息肉病患者都会发展成大肠癌。

因此，对于遗传性大肠癌本人，需要咨询专业的遗传性大肠癌门诊，进行针对性的治疗和定期随诊；在遗传性大肠癌家系中，患者的直系亲属，推荐进行必要的遗传学

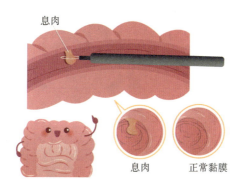

息肉

息肉　　　　正常黏膜

筛查和咨询，实现早发现、早干预、早治疗。

黑斑息肉综合征（PJS）又称家族性黏膜皮肤色素沉着胃肠道息肉病，是一种常染色体显性遗传病，以皮肤黏膜色素沉着、胃肠道多发息肉为主要特点。患病率为1/200000～1/8000。患者胃肠道息肉发生癌变风险较高，需要定期监测、规律随诊、及时治疗。

黑斑息肉综合征主要表现为皮肤黏膜色素沉着（以口唇黏膜黑斑常见）和胃肠道多发息肉（见图2-3）。患者胃肠道息肉发生癌变的风险较高，也可伴发乳腺癌、胰腺癌等肿瘤。

① 皮肤黏膜色素沉着

皮肤黏膜色素沉着是大多数患者最早出现的症状，通常发生在出生后至2岁前。

位置：多出现在口唇、颊黏膜、面部、手指、手掌、脚底

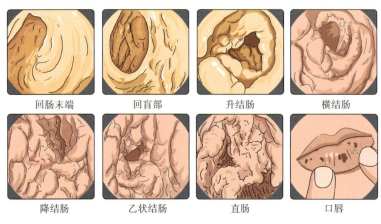

图2-3　黑斑息肉综合征的常见临床表现示意

等，也可发生在鼻、肛门周围和生殖器，极少数发生在肠道。

外观：通常是扁平状，呈灰蓝色至褐色的斑点，大小为1～5mm。

发展：皮肤黏膜色素沉着在随后数年内变大、增多。

② 胃肠道多发息肉

位置：息肉大多发生在小肠（特别是空肠），其次结肠和胃；也可能发生在肾盂、膀胱、肺、鼻咽等胃肠道之外的位置。

症状：息肉在0～9岁形成，大部分患者在10～30岁出现症状。约半数患者在确诊时无症状，部分患者有腹痛、腹泻、腹部包块、便血、呕血、便秘等。

📖 **知识库**

遗传性肠癌的筛查策略

疾病名称		建议结肠镜筛查年龄	建议结肠镜筛查频率	其他器官	癌变风险
林奇综合征（LS）	MLH1，MSH2 相关	20~25岁	1~2年	女性每1~2年筛查子宫内膜癌及卵巢癌	终身发生结直肠癌概率约75%
	MSH6，PMS2 相关	30~35岁	1~2年		
家族性腺瘤性息肉病（FAP）		10~12岁	1~2年	胃镜，甲状腺超声	终身发生癌变概率100%
MUTYH基因相关性息肉病（MAP）		30~35岁	3~5年	胃镜	80岁患结直肠癌概率约85%
黑斑息肉综合征（PJS）		青少年后期	2~3年	胃镜	终身患结直肠癌概率39%
幼年性息肉综合征（JPS）		15岁	最初发现息肉：1年	胃镜	终身患结直肠癌概率40%
			最初未发现息肉：2~3年		
高危遗传倾向人群		20~25岁/直系亲属最年轻发病年龄前10年	1~2年	—	—

文/臧卫东

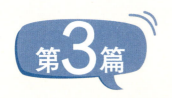

结直肠癌的"诊"

——专业的人做专业的事，
　把诊断的事情交给医生

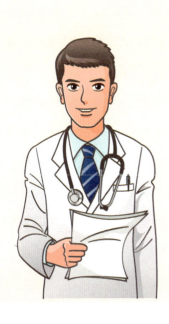

一、结直肠癌的早期信号有哪些

◎ 结直肠癌早期有信号吗

大多数早期结直肠癌患者缺乏症状，常因筛查或机会检查而发现，尽管目前结直肠癌的筛查越来越普及，越来越多的患者在无症状期被诊断，但超过70%的结直肠癌患者仍然是在出现症状后才得以诊断。结直肠癌的症状通常是由肿瘤向肠腔内或邻近结构生长所引起的，而此时出现的症状通常提示疾病处于相对进展的阶段。

结直肠癌早期虽然没有明显症状，但仍会隐约释放一些信号，比如长期肚子疼、腹泻、便秘……这些看似稀疏平常的"小问题"，却是身体向我们发出的预警，提醒你癌症的存在，此刻需要从"肠"计议。

如果出现了如下症状，千万不要忽略，应该立即重视起来，加以警惕并且及时就医，排除结直肠癌发病的可能。

◎ 有什么症状要怀疑结直肠癌呢

❶ 排便习惯发生改变

如果原来规律的排便习惯发生了改变，经常排便次数增多或者便秘，甚至有时便秘和腹泻交替出现，就一定要警惕肠癌了。这多是由于肿瘤堵塞肠道，肠道变得狭窄，粪便不易通过，便秘就发生了。此时，还可能伴随着肛门下坠和肛门不适感。

❷ 出现血便

便血是肠癌早期最明显的症状，便血量一般不多，主要呈暗红色。可与大便同时出现或在便后出现，同时伴有黏液。痔疮和肠癌导致便血最大的区别就是：痔疮导致的便血呈喷射状或滴状鲜血，而肠癌引发的便血则为暗红色，还伴有黏液，一定要学会区分。

❸ 消瘦、疼痛、腹胀、消化不良

肠癌所引起的消化系统症状一般表现为腹胀、消化不良等，疼痛的部位多在中下腹部，程度有轻有重，主要是肠梗阻造成的。而腹痛或者是腹胀前期表现为间歇性疼痛，后期逐渐转变为持续腹痛和腹胀。体重在短时间内快速大幅下降也要引起关注。

❹ 大便变形

肠癌还会引起大便变形，可呈细杆形、扁带形或茶褐色的大便。如果平时的大便很粗，突然变成了铅笔一般细，也有可能是结直肠癌出现了。肿瘤变大，就会影响大便排出，所以会变细。因此，上完厕所后要自己时常看一眼，对及时发现病情很重要。

❺ 出现里急后重

肠癌会引起排便次数增多，还会出现排便不尽和里急后重的感觉。所谓"里急后重"，就是指自己肠道不舒服，还想要再去厕所，却排泄不出来、下身坠胀的感觉。

不同部位的结直肠癌会引起不同的临床表现。例如，如果肿瘤在右侧，此处血供丰富，肿瘤生长快可表现为右腹部肿物，而又因此处大便尚未成型，肿瘤患者常表现为腹泻、便秘交替出现。左半结肠大便已成型，通过肿瘤处常会引起疼痛，甚至引起肠梗阻。直肠癌则可表现为大便表面压迹或附着脓血。

📖 知识库

大便那点事儿

　　每个人的消化道都是一个极其复杂、高度精密的工厂，对于工厂的"废弃品"——大便，我们并不陌生，它在我们的生活中扮演着肠道健康预警者的重要角色。偶尔一两次大便异常，一般没什么问题，可能与饮食或着凉有关系。但如果长期出现排便习惯以及大便性状改变，就要警惕肠癌的可能了。通过了解大便的一系列变化，我们有可能做到防患于未然，尽早发现恶性肿瘤的蛛丝马迹，从而及时进行诊断与治疗。

　　1. 正常的大便什么样

　　大便的成分固然和我们吃的食物有关，但还包含大量的水分和肠道细菌。

　　正常的大便应呈棕黄色或者褐色，呈圆条形、较软，和香蕉的形状类似。因为

 布里斯托大便分类法

① 坚果状		硬邦邦的小块状，像兔子的便便	便秘
② 干硬状		比较硬，多个小块连在一起像香肠	↓
③ 有褶皱		表面布满裂痕，像香肠	
④ 香蕉状		表面光滑比较软，像香蕉	正常
⑤ 软软的		比较软的半固体，小块的边缘较平滑	
⑥ 略有形状		没有固定的外形，像粥	↓
⑦ 水状的		没有任何固体，像水	腹泻

大便里除了水分还有大量的肠道细菌。而细菌分解会产生气味，这就是大便会有难闻气味的原因。

2. 一天排便一次才正常吗

正常的大便不单是指形态、质地、颜色和气味均正常，还包括良好的排便习惯，就是每天在相对固定的时间有规律地出现便意感，能够及时、轻松地排出大便。

排便的次数和习惯因人而异，每天一次、晨起排便者居多。绝大多数人5分钟内排出大便，并且结束后没有残留便意，自觉轻松。

每天1～3次排便均属于正常范围，如果2～3天排便一次也不能笼统地认为是便秘，需要综合考虑排便量、困难程度等诸多方面的因素。

3. 要警惕大便出现哪些情况

如果我们生病，大便可能会不同于往常，出现异常颜色、性状与气味。

出现块状或颗粒状一般是存在便秘的情况。大便在肠道中滞留的时间会相对长一些，其中的水分被反复吸收，就会导致大便变硬。黏稠的稀便一般是存在肠道炎症，此时肠蠕动加快，肠道来不及充分吸收，在这种情况下粪便中的水分比较多，故而呈现黏稠的稀便状态。

鲜血便是比较常见的一种异常大便。若血的颜色鲜红，附在大便外层，与粪便不相混，可用水轻松冲走，或便后滴血，多为痔疮出血。若血与粪便混在一起，伴有黏液或脓液，则需要高度警惕结直肠癌。

柏油样便漆黑发亮。正常的黑便一般和食用动物血、内脏以及特殊药物，比如口服铁剂有关。就疾病而言，多见于胃、十二指肠、小肠及结肠出血。出血的原因可以是消化道溃疡等良性疾病，也可能是肿瘤。

白色陶土样便主要见于胆管阻塞的患者。

另外，虽然正常的大便会有难闻的气味，但如果它总是带有强烈的恶臭味，则提示肠道存在感染，或是食用了过多的肉类，与此同时也不能忽略肿瘤等疾病的可能。

4. 粪便隐血阳性就是肠癌吗

当出现鲜血便或者黑便时先不要惊慌，我们可以通过粪便隐血检查来判断是否存在消化道出血。很多人担心粪便隐血检查阳性是不是就意味着得了肿瘤，其实还是要分情况的。如果是间断性阳性，一般消化道溃疡的可能性比较大；但如果是持续性阳性，则要怀疑恶性肿瘤的可能，建议进一步进行消化道内镜检查以明确诊断。

5. 上厕所看手机有助于排便吗

随着"低头族"越来越多，除了坐地铁、吃饭，很多人连上厕所都不忘带上手机——看新闻、刷朋友圈、打游戏，甚至离了手机就解不出大便了。但上厕所时玩手机会延长排便时间，让排便者长期保持排便姿势，影响肛门区域的血液回流，而且很容易就错过排便的感觉，导致便意迟缓或没了便意。所以，为了健康，大家上厕所时还是放下手机吧。

◎ 结直肠癌的症状是怎么引起的

① 肿瘤的局部症状

典型症状及体征包括便血或黑便、腹痛、其他原因无法解释的缺铁性贫血和/或排便习惯改变；较少见的症状包括腹部膨隆和/或恶心呕吐（可能提示梗阻）。以上的症状中，曾经以排便习惯改变最为常见，而在近期的研究中隐匿性贫血似乎比排便习惯改变更常见。

此外，不同部位的结直肠癌患者，其症状也可能有差别：排便习惯改变是左侧结直肠癌患者更常见的主诉症状，便血更常见于直肠及乙状结肠癌患者，隐匿性失血造成的缺铁性贫血更常见于右侧结直肠癌，而直肠癌可导致"里急后重"、疼痛以及大便变细。

② 远处转移的症状

结直肠癌可以通过淋巴播散及血行播散，也可以经局部浸润和腹膜途径转移，最常见的转移部位是区域淋巴结、肝脏、肺和腹膜。患者可能因其中任何一个区域的体征或症状而就诊，比如出现淋巴结肿大或者脐周结节等，但此时往往提示处于疾病的晚期阶段。

③ 其他不常见的表现

（1）局部浸润或包裹性穿孔引起通向邻近器官的恶性瘘管形成，如膀胱瘘或小肠瘘，常见于盲肠癌或乙状结肠癌。

（2）结直肠癌局部穿孔引起的腹腔内、腹膜后、腹壁或肝内脓肿形成而继发不明原因发热。

（3）在其他检查过程中偶然发现转移灶，如进行胆囊或肾脏超声检查或CT评估时偶然发现肝肺转移灶。

文/卢云

二、结肠镜检查的准备和注意事项

◎ 结肠镜仅仅是检查吗

结直肠的内镜检查其实就是结肠镜检查。结肠镜可对结肠、直肠及部分末端回肠进行检查和处理，它不仅是一种诊断工具，目前更广泛地应用于治疗领域。作为结直肠癌最准确、最通用的检查手段，结肠镜可以在整个大肠中定位病灶并进行活检，若发现良性病变或早癌（符合内镜治疗标准），可在内镜检查同时行内镜切除等治疗。

结肠镜检查的适应证包含诊断性和治疗性适应证。诊断性适应证包括筛查或监测结直肠癌、对提示可能存在的结肠或远端小肠疾病的体征和症状进行评估、对已知结肠疾病（如炎症性肠病）患者的治疗反应进行评估以及对影像学检查的异常发现进行评估。治疗性适应证包括结直肠病灶切除、止血处理、狭窄扩张、支架置入、结肠减压以及异物移除等。

◎ 结肠镜必须做无痛的吗

结肠镜检查过程中的充气、勾拉等操作会带来一定程度的不适甚至是疼痛，令很多人感到畏惧而不愿意接受结肠镜检查。而无痛肠镜（又称舒适化肠镜）是在结肠镜检查过程中给予镇静、阵痛药物，令患者可以在没有痛苦的情况下完成肠道的检查。不但能够提高结肠镜检查的耐受性、舒适度以及患者的接受程度，而且对于一些高龄或者合并心脑血管疾病的患者而言，接受无痛肠镜检查能在一定程度上降低术中心脑血管发生意外的概率。但是，并非所有人都适合无痛肠镜，具体能否进行无痛检查，还需要麻醉医师进行专业的评估后再决定。

◎ 结肠镜检查还有哪些作用呢

（1）结直肠癌的内镜筛查或监测：结肠镜检查是结直肠癌筛查和监测的"金标准"，开始筛查的年龄取决于患者的病史和家族史。对一般风险人群而言，从45岁开始筛查，每10年进行一次检查。对于具有结直肠癌或高危息肉家族史的人群而言，从40岁或比一级亲属最小诊断年龄提前10年开始筛查，每5年进行一次结肠镜筛查。

（2）有消化道临床症状的辅助检查：包括下消化道异常症状，包括出血、里急后重等。

（3）临床中存在结肠影像学异常时。

（4）术中病变定位，即对于影像学或之前结肠镜检查发现而在手术时不明显的病变可进行术中结肠镜定位。

（5）评估末端回肠：疑似存在远端小肠病变的患者，如克罗恩病、类癌及出血。

◎ 结肠镜检查前怎么清理肠道呢

① 患者准备

良好的肠道准备极为重要，因为清洁的肠道状态能让检查过程中医生对肠道黏膜的观察更清晰，并提高检查或治疗的安全性。肠道准备不佳会导致操作时间延长、增加并发症风险以及病变漏检的可能性。肠道准备有多种方案，理想的肠道准备方式应有效、安全且患者易接受。

1）饮食

择期进行结肠镜检查的患者，需至少提前1~2天进食低渣膳食或清流质，应避免进食纤维含量高的食物，如水果、蔬菜及全谷类食物；避免食用红色液体，因其进入结

肠后可能被误认为是血液或使黏膜细节观察不清。操作前
8小时需禁止经口进食（如已知或怀疑患者胃排空延迟，则
需禁食的时间更长）。

2）合并药物

结肠镜检查前，大多数药物可正常服用，但需在结肠镜
检查当天用一小口水吞服；有些药物可能需要调整，如治疗
糖尿病的药物，因为检查前经口进食量减少，血糖恐有波
动。口服铁剂在结肠镜检查前应停用至少5天，因为铁剂会
使粪便残渣变黑、变黏，不易排出。对于是否停用抗血小板
药物或抗凝药物，必须在权衡操作中的出血风险和停药期间
血栓栓塞事件的发生风险后，与患者及为其开药的医生讨
论之后再决定。常规诊断性或治疗性结肠镜的感染风险很
低，因此不推荐对接受结肠镜的患者预防性使用抗生素。

② 肠道准备

选择合适的肠道准备方式或联合准备方式时，必须要
考虑患者的共存疾病以及肠道准备的时机。目前常用的肠
道准备药物采用"泻药"和"祛泡剂"联合应用。"泻药"
通过机械性方式排出肠腔内残留的粪便，而"祛泡剂"能
够清除肠腔内的气泡，为结肠镜检查提供良好的视野。

◎ 结肠镜检查有危险吗

① 结肠镜检查的并发症

（1）结肠镜检查后发生严重并发症的风险较低，与结肠镜检查相关的死亡率为0.007%。不同患者的结肠镜检查风险不相同，年龄较大的患者发生严重并发症的风险高于年轻患者。另外，有共存疾病的患者发生严重并发症的风险也较高。

（2）镇静相关并发症：心肺并发症是与程序镇静相关的最常见并发症。为了降低镇静相关并发症风险，需要对患者的麻醉风险进行适当评估。对病情不稳定的患者应推迟非紧急的操作。

（3）检查前准备相关并发症：所有的肠道准备都可能引发不良反应，包括液体和电解质紊乱、恶心、呕吐、腹胀、腹部不适、误吸以及呕吐引起的食管撕裂。

（4）出血：出血通常与息肉切除术相关，很少出现于诊断性结肠镜检查。血小板减少症或凝血功能异常的患者息肉切除术后出血的风险可能升高。此外，其他治疗性操作（如狭窄扩张和内镜下黏膜切除术）也会增加出血风险。

（5）穿孔：结肠镜检查过程中穿孔发生率在不同的操作中各不相同，筛查性结肠镜检查发生率为0.01%～0.1%；

医源性结肠穿孔致死概率为0～0.65%。穿孔的危险因素包括高龄、多种共存疾病、憩室病、梗阻、右结肠＞1cm的息肉切除及其他治疗性操作。有部分研究认为麻醉镇静可能会增加穿孔风险。

（6）禁忌证：必须要仔细权衡结肠镜检查的利弊，尤其是对于年龄较大的患者和有共存疾病的患者，因为这些患者发生结肠镜相关严重并发症的风险更高。常见的禁忌证包括结肠镜检查弊大于利、未获得患者知情同意的非紧急操作、已知或怀疑穿孔、已证实的急性憩室炎、暴发性结肠炎等。而怀疑操作前准备不充分是结肠镜检查的相对禁忌证。

❷ 结肠镜检查的漏诊

多个质量指标可用于结肠镜检查的质量评估，包括达盲率、退镜时间以及腺瘤检出率。有文献报道，总体腺瘤漏检率为22%，较小的腺瘤更可能会被漏检。结肠镜检查过程中还可能漏检结直肠癌。有研究显示，结肠镜会漏检2%～6%的结直肠癌。应用质量指标的目的在于提高结肠镜检查效能，并减少检查过程中漏检病变（尤其是腺瘤）的数量。

文/李士杰

三、为什么一定要做病理检查

病理检查通常指的是通过对手术或者活检取得的组织标本，经过系列的处理过程，包括脱水、包埋、切片、染色等，制作为病理切片，再由病理科医生通过显微镜或者仪器进行判读、诊断。病理切片上能否看到肿瘤细胞，是诊断结直肠癌的"金标准"。

取得病理的方法：结肠镜检查活检获得标本可确诊，对于一部分存在远处转移而原发灶难以获得病理标本的患者而言，对转移病灶（肝脏、肺脏、淋巴结等）进行穿刺活检也可以获得标本进行病理诊断。

文/吴国举

四、为什么确诊结直肠癌了还要"完善检查"

◎ 结直肠癌的分期

结直肠癌的分期主要是反映肿瘤的严重程度，这也和肿瘤发展包括长大、侵犯周围组织器官、远处转移等有关。作为恶性肿瘤队伍中的一员，结直肠癌的转移途径和其他恶性肿瘤大同小异。通常，结直肠癌会通过以下几种途径进行转移：

1 直接浸润

在结直肠癌中，直接浸润是指癌种以环状方式沿着肠管直接浸润，同时还会向肠壁的更深层继续发展，如果此时癌种突破了肠壁上的浆膜层，就会直接侵犯到相邻的器官和组织（如肝、胆、膀胱、子宫、阴道等），从而发生转移。

② 淋巴转移

淋巴转移是大多数肿瘤中比较常见的转移方式，也是结直肠癌的主要转移途径。一般肿瘤会根据淋巴结的位置，由近到远进行转移，如结肠上淋巴结、结肠旁淋巴结、系膜血管淋巴结、系膜根部淋巴结等。

③ 血行转移

血行转移是肿瘤通过血液运行的方式进行转移。通过这种方式，癌细胞会随着血液扩散到其他的组织和器官中，并最终形成转移癌。在结直肠癌中，癌细胞会沿着门静脉系统转移到各组织和脏器。

④ 种植转移

种植转移主要指肠腔内外的癌细胞在脱落后，直接进入患者的腹腔或肠腔，最后直接种植在腹膜或其他黏膜上。种植方式分为腹腔种植、肠腔种植和医源种植。其中，腹腔种植的好发部位为大网膜、肠系膜、膀胱直肠陷凹、子宫直肠陷凹等，容易造成癌性腹膜炎；而肠腔种植一般会在肠腔黏膜受损时发生；医源种植则多出现在手术的过程中，癌细胞容易种植在吻合口和腹壁切口。

◎ 要完善哪些检查呢

目前发现结直肠癌最常见的转移部位如下。

① 肝转移

结直肠癌容易通过血行转移将癌细胞送到肝脏。研究发现，有15%~25%的结直肠癌患者在确诊时就发现有肝转移。因为早期结直肠癌的症状并不明显或没有症状，所以这部分患者在确诊时就已经发生了肝脏转移。另外还有15%~25%的患者在做完原发结直肠癌的根治手术后发生了肝转移。

② 肺转移

肺部是结直肠癌转移的第二好发部位，肺转移肿瘤可能发生在单侧，也可能双侧都发生。在一项对200例结直肠癌肺转移患者的研究中，研究者发现，直肠癌患者发生肺转移的概率比结肠癌患者大。一般发生肺转移的患者大部分都没有明显的症状，严重时可能会出现胸闷、气短、胸部疼痛等表现，极少数患者会出现咳嗽、发热，甚至咯血，如果发展到晚期还会出现和原发肺癌相似的情况。

③ 腹膜转移

腹膜是结直肠癌第三常见的转移部位。在原发结直肠癌中，会发生腹膜转移的患者有10%～25%；在复发结直肠癌中，发生腹膜转移的患者更多，为25%～50%。腹膜转移最明显的症状就是疼痛，如果到了后期还极易引起恶性胸腔积液、肠梗阻，患者可能会出现腹痛、腹胀、恶心、呕吐、食欲下降甚至呼吸困难。这些症状极大地影响了患者的生活质量，同时预后差。

◎ 肠癌完善分期检查的方法

肠癌完善分期检查的方法包括：①病理会诊；②基因检测；③CT检查；④核磁检查；⑤PET检查；⑥其他检查。

术前临床分期最好结合以下方式来确定：体格检查（特别注意有无腹水、肝肿大、淋巴结肿大）；胸部、腹部和盆腔CT扫描；针对直肠癌的盆腔MRI检查。

胸部、腹部和盆腔CT扫描：对于新诊断的结直肠癌患者，胸部CT扫描有助于发现肺部的转移病灶；术前腹部和盆腔CT扫描可显示区域肿瘤侵犯、区域淋巴结转移、远处转移及肿瘤相关并发症（如梗阻、穿孔、瘘管形成）。

肝脏MRI：相比CT，肝脏对比增强MRI可更有效地识别肝脏病变的数目、大小和部位。对于存在脂肪肝改变的患者而言特别有价值，评估结直肠癌肝转移的首选一线影像学检查。肝脏MRI不但用于CT扫描有可疑发现但不确定的患者，而且对于需要更好地明确肝脏疾病负荷以决定是否需要进行肝脏切除手术时有更大的帮助。对于治疗后的肝转移病灶，肝脏MRI或利用特殊增强造影剂的MR及超声检查有助于识别转移病灶。

PET-CT扫描：通常情况下该检查并不能提供比CT检查更多的信息。但在特殊情况下，PET-CT扫描可作为其他影像学检查的辅助，为结直肠癌患者提供帮助。例如，经过初始治疗后血清癌胚抗原水平升高而常规影像学评估未能诊断的患者，PET-CT扫描可能能够定位隐匿性病灶。

盆腔MRI扫描：对直肠癌而言，尤其是中低位直肠癌，高质量的MRI检查是标准检查手段。通过MRI检查，可更加精细地了解T分期，以及影响治疗结果和是否采用新辅助治疗的影像学特征，如直肠系膜筋膜受累情况、壁外脉管侵犯情况、侧方淋巴结转移情况以及肿瘤下缘距离肛提肌及肛缘的关系及位置。

基因检测：结直肠癌常检测的基因有微卫星不稳定MSI、RAS、BRAF、HER2。医学指南推荐确诊的所有的结直肠癌都要做MSI的检查，若是转移性或复发性肠癌需要做RAS、BRAF、HER2突变的检测。

　　基因检测的材料准备：基因检测对结直肠癌治疗的现实指导意义。在基因检测的帮助下，指导性地调整用药方案可以有效地减少医疗资源的浪费，节省患者的治疗成本，不至于延误病情，包括：①指导靶向、免疫治疗用药。如KRAS、NRAS和BRAF的检测结果均是野生型，可以推荐使用两药或三药化疗（5-FU/奥沙利铂、卡培他滨、伊立替康）±西妥昔单抗/帕尼单抗（左半结肠癌）；KRAS基因突变使用西妥昔单抗效果不佳，推荐使用贝伐珠单抗，而KRAS基因野生型的结直肠癌复发转移的患者可常规使用西妥昔单抗。②指导化疗用药。伊立替康和氟尿嘧啶是结直肠癌常用的化疗药物，现有研究结果表明：UGT1A1*28等位基因的存在可导致伊立替康活性代谢产物SN-38显著增加，从而发生不良反应（腹泻/中性粒细胞减少）的概率显著增加，因此应降低伊利替康使用剂量，建议每3周最大输注剂量降低至400mg。微卫星不稳定高表达MSI-H/dMMR的Ⅱ期肠癌患者术后不能从"氟尿"单药治疗中获益，且复发率增高，同时也建议这种情况术后不化疗。如果明确了该基因的检测，患者就可以节省医疗成本，免于承受过度的医疗及药物的不良反应。

③评估遗传风险。遗传性肿瘤是指由特定致病基因突变导致并具有家族聚集性的肿瘤类型，占癌症的5%~10%。具有如下特征：发病年龄小；成对器官的双侧肿瘤，如双侧乳腺癌、双侧肾癌；无外环境风险因素出现；多发原发性肿瘤；有家族史和罕见肿瘤。以林奇综合征为例，林奇综合征也称为遗传性非腺瘤性息肉病（HNPCC），这一类的患者罹患结直肠癌的发病年龄更小，病灶多发及再发结直肠癌的概率也更高，同时比普通的结直肠癌患者更多也更早地发生肠外病变，如子宫内膜癌等。该综合征由EPCAM、MLH1、MSH2、MSH6和PMS2的胚系致病性突变相关，由这些基因突变导致的结直肠癌占总患者群体的2%~4%。

◎ 怎么判断病情的严重程度

结直肠癌的分期系统随着我们对肿瘤认识的进步不断演进，目前最常用的分期方法为美国癌症联合委员会（American Joint Committee on Cancer，AJCC）第8版的结直肠癌TNM分期系统。第8版的肿瘤分期在强调TNM分期的基础上，再次强调了结直肠癌生物学信息和基因检测的重要性。

温馨提示

结直肠癌基因检测的适用原则：①ⅠA、ⅠB期结直肠癌患者给予手术治疗即可，无须术后辅助治疗；②ⅡA、ⅡB期结直肠癌患者以手术治疗为主，高危患者术后需要辅助治疗，推荐进行MSI-H/dMMR的检测，MSI-H/dMMR型患者预后较好，但不能从术后5-FU辅助治疗中获益；③ⅢA～ⅢC期结直肠癌患者主要是术前同步放化疗+手术+辅助化疗，指南里并未推荐进行基因检测；④Ⅳ期结直肠癌患者指南里推

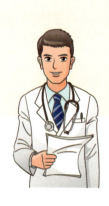

荐进行KRAS、NRAS、BRAF等基因的检测，并且根据具体的检测结果给予相应治疗。

TNM分期的含义：TNM分期系统是首选的结直肠癌分期系统。T是指肿瘤原发灶的情况，这里用"肿瘤"一词的英文"tumor"的首字母来表示。T主要体现肿瘤原发灶侵犯肠壁层次及与周围脏器及组织的关系，依次用T0～T4表

示。N是指区域淋巴结转移的情况，这里用"淋巴结"一词的英文"node"的首字母来表示。无淋巴结转移时，用N0表示，根据区域淋巴结转移的数量依次用N0～N2表示。M则是指远处转移，以"转移"一词的英文"metastasis"的首字母来表示。当存在远处转移时，用M1表示，没有则用M0表示。TNM分期示意见表3-1、图3-1。放射影像学发现、内镜检查（包括活检）和术中发现可用于确定临床分期。而评估病理分期（分为pT、pN、pM）需要对切除标本进行组织学检查。术前放疗和化疗（常用于局部晚期直肠癌）可显著改变临床分期，治疗后的病理分期使用前缀yp进行标记。

表3-1　结直肠癌的TNM分期

TNM分期	T	N	M	Dukes分期
0期	Tis	N0	M0	—
I期	T1	N0	M0	A
	T2	N0	M0	A
ⅡA期	T3	N0	M0	B
ⅡB期	T4a	N0	M0	B
ⅡC期	T4b	N0	M0	B
ⅢA期	T1～T2	N1/N1c	M0	C
	T1	N2a	M0	C
ⅢB期	T3～T4a	N1/N1c	M0	C
	T2～T3	N2a	M0	C
	T1～T2	N2b	M0	C

续表

TNM分期	T	N	M	Dukes分期
ⅢC期	T4a	N2a	M0	C
	T3~T4a	N2b	M0	C
	T4b	N1~2	M0	C
ⅣA期	任意T	任意N	M1a	—
ⅣB期	任意T	任意N	M1b	—

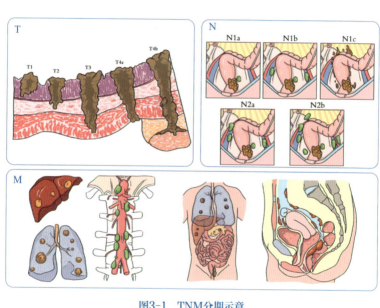

图3-1　TNM分期示意

初诊结直肠癌临床分期：

Ⅰ期，侵犯黏膜或基层，无淋巴结转移。

Ⅱ期，侵犯外膜或浆膜，无淋巴结转移。

Ⅲ期，有局部淋巴结转移，术后复发风险高。

Ⅳ期，出现远端转移。

知识库

TNM的定义

T：代表原发肿瘤的情况。

Tx：原发肿瘤无法评价。

T0：无原发肿瘤证据。

Tis：原位癌，黏膜内癌（肿瘤侵犯黏膜固有层但未突破黏膜肌层）。

T1：肿瘤侵犯黏膜下层（肿瘤侵犯黏膜下层但未累及固有肌层）。

T2：肿瘤侵犯固有肌层。

T3：肿瘤穿透固有肌层到达结直肠旁组织。

T4：肿瘤侵犯腹膜脏层或侵犯或粘连于邻近器官或结构。

T4a：肿瘤穿透脏层腹膜（包括肉眼可见的肿瘤部位肠穿孔，以及肿瘤透过炎症区域持续浸润到达脏层腹膜表面）。

T4b：肿瘤直接侵犯或附着于邻近器官或结构。

N：代表区域淋巴结。

Nx：区域淋巴结无法评价。

N0：无区域淋巴结转移。

N1：有1～3枚区域淋巴结转移（淋巴结中的肿瘤直径≥0.2mm），或无区域淋巴结转移、但存在任意数目的肿瘤结节。

N1a：有1枚区域淋巴结转移。

N1b：有2～3枚区域淋巴结转移。

N1c：无区域淋巴结转移，但浆膜下、肠系膜内，或无腹膜覆盖的结肠/直肠周围组织内有肿瘤结节。

N2：有4枚及以上区域淋巴结转移。

N2a：有4～6枚区域淋巴结转移。

N2b：有≥7枚区域淋巴结转移。

M：代表远处转移，表示肿瘤扩散到其他部位。

Mx：远处转移无法评价。

M0：影像学检查无远处转移，即远隔部位和器官无转移肿瘤存在的证据。

M1：存在一个或多个远隔部位、器官或腹膜的转移。

M1a：远处转移局限于单个远离部位或器官，但没有腹膜转移。

M1b：远处转移分布于两个及以上的远离部位或器官，无腹膜转移。

M1c：腹膜转移，伴有或不伴有其他器官转移。

AJCC Cancer Staging manual, 8th edition

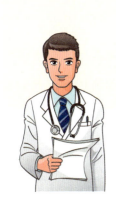

温馨提示

肿瘤分期建议专科医院就诊。

文/吴国举

五、结直肠癌患者去医院就诊的
注意事项和误区

　　对于结直肠肿瘤高危人群且伴有相应症状的患者，建议到专科医院进行正规的进一步诊疗。就诊时应当提供完整的症状、合并疾病及诊治过程、肿瘤家族史等信息。

　　拟行结肠镜检查的患者，需详细阅读医疗机构提供的术前须知，特别是关于肠道准备的方法及流程，以便能够获得最佳的肠道准备效果，使结肠镜检查能顺利完成，为进一步诊断及诊疗提供充分的信息。

　　拟行手术、放疗及化疗等抗肿瘤治疗的患者，应当向主诊医师详细提供个人的一般情况、合并疾病、既往健康状况等信息，有利于医师对诊疗方案做出最优的选择。

◎ 常见的问题和沟通要点

① 患者和家属要求"一定要先手术"

沟通要点：结直肠癌的治疗原则是以分期为中心的多学科治疗，因此术前分期在很大程度上决定了下一步的治疗策略。对于相对分期较早的患者，建议可首选手术；对于局部分期较晚的患者，则建议术前治疗后再评估；针对晚期患者，应首先考虑全身转化治疗或姑息治疗。

② 提前说明家庭具体情况和考虑

沟通要点：对于可治愈性结直肠癌，治疗策略是以手术为中心。围手术期的费用根据手术具体情况和患者的恢复而存在差异；结直肠癌的治疗费用也根据地域不同而不同，因此，在手术前建议主诊医师跟患者和家属针对手术相关的费用、时间安排、相关风险进行详细的沟通；考虑患者和家属的家庭经济条件、治疗意愿和预期、治疗依从性等方面综合评估，进而形成最终的治疗决策。

③ 指南推荐的治疗方案合理未必适合每个人

沟通要点：现有的以术前分期为导向的治疗决策，其重要依据为国际和国内的结直肠癌诊疗指南和规范。然而在临床实践中，因为患者和家属的治疗诉求不同、对医疗团队的依从性不同，所以针对同样的分期，不同患者有不同的治疗方案推荐。因此在临床中，指南推荐的方案仅供参考，基于具体临床场景的个体化治疗建议更为重要。

文/韩凯

第4篇

结直肠癌的"治"

——告诉医生你的愿望，而不是治疗方案

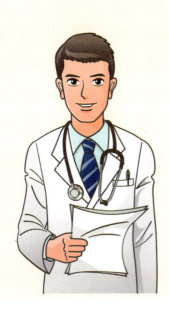

一、医生治疗结直肠癌的考虑和原则是什么

结直肠癌是一种常见的恶性肿瘤。作为肿瘤医生，在治疗结直肠癌时，需要综合考虑多方面的问题，包括患者的心理状态、医院的专业能力和平台水平，以及治疗过程中的风险。

◎ 如何帮助患者调整心理状态：常常去安慰

在治疗结直肠癌的过程中，患者的心理状态对治疗效果有着不可忽视的影响。良好的心态是治愈疾病的基础，很多患者不是因为疾病严重导致的死亡，而是自己首先畏惧疾病，甚至有时会表现为"讳疾忌医"，错过最佳治疗时间，导致疾病的治疗效果不好。

① 心理调节的重要性

结直肠癌患者及其家人常常面临着巨大的心理压力,包括恐惧、焦虑、绝望等情绪。这些情绪不仅会影响患者的日常生活质量,还可能对治疗效果产生负面影响。因此,医生需要常常去安慰患者,给予他们精神鼓励。

② 适度保密病情

对于不同情况的患者,我们需要适度保密病情。特别是对于老年及缺乏医学常识的人,过度透露病情可能会导致他们过于紧张和恐惧,影响康复。医生应根据患者的心理承受能力和心理预期,运用合理的语言交流病情,做好沟通。

③ 精神心理鼓励和生活指导

对于消极绝望的患者,医生需要分析原因,给予他们精神安慰。除了做好精神康复指导,还可以讲述一些治愈病例的治疗过程和疗养方法,帮助患者树立信心,看到治疗的希望。此外,提供生活指导,如饮食建议、适量运动等,也有助于改善患者的心理状态和生活质量。

4 术后情绪养护

结直肠癌患者手术后，特别是发生消化道症状时，患者会自我感觉个人形象落差。医护人员应以积极的医学指导应对负面情绪鼓励患者，增强患者对疾病治疗和医护人员的信任。

◎ 结直肠癌治疗的平台：医院和医生的综合实力

在治疗结直肠癌时，医院的专业能力和平台水平也是至关重要的因素。一个高水平的医院和团队能够为患者提供更精准、更有效的治疗。肿瘤的治疗已进入多学科综合诊疗联合精准和资料的时代。结直肠癌的治疗通常需要多学科综合诊疗，包括外科手术、药物化疗、靶向治疗、放射治疗、超声介入等方式。高水平医院通常能够整合多学科资源，根据患者的具体病情制订个性化的治疗方案，提高治疗效果。

◎ 肿瘤治疗的风险：那些需要知道的不好的消息

任何手术和治疗都存在一定的风险，结直肠癌的治疗也不例外。了解并评估治疗风险，是制订治疗方案时不可或缺的一部分。

① 手术风险

结直肠癌的手术风险与其分期密切相关。早期结直肠癌的风险相对较低,可以通过内镜直接切除。然而,对于 Ⅱ 期、Ⅲ 期的肿瘤,由于肿瘤较大且可能发生转移,手术风险因肿瘤状态会显著不同。手术风险主要包括麻醉相关的心肺问题、术后的出血、吻合口瘘、切口感染等。

② 化疗和放疗的风险

化疗和放疗是结直肠癌常用的辅助治疗手段,但也可能带来一定的不良反应。化疗药物可能会抑制骨髓造血功能,导致白细胞减少、贫血等;放疗则可能损伤周围正常组织,引起放射性肠炎、放射性皮炎等。因此,在制订化疗和放疗方案时,需要综合考虑患者的身体状况和耐受性。

③ 靶向治疗和免疫治疗的风险

靶向治疗和免疫治疗是近年来新的治疗方式,虽然提高了治疗效果,但也存在各种治疗自己的适应人群和相应风险。靶向药物可能会引起皮疹、腹泻、高血压等不良反应;免疫治疗则可能引发免疫相关的不良反应,如免疫性肺炎、免疫性肝炎等。因此，在使用这些治疗手段时，需要筛选适合这些治疗的患者，同时密切监测患者的病情变化，及时发现和治疗不良反应。

因此，治疗结直肠癌是一个复杂而长期的过程，需要考虑患者的心理状态、医院的综合诊治能力，以及治疗过程中的获益和风险。作为肿瘤医生，我们需要常常去安慰患者，给予他们精神鼓励；同时，选择具有高水平专业能力和平台水平的医院进行治疗；在制订治疗方案时，需要充分考虑治疗风险，确保患者安全。通过多学科综合诊疗和个体化治疗方案的制订，我们有望提高结直肠癌的治愈率和生存率，为患者带来更好的治疗效果和生活质量。

文/李勇

二、诊断为结直肠癌后就要马上做手术吗

结直肠癌是消化系统最常见的恶性肿瘤。在发现结直肠癌后，医生首先会建议做一个分期检查，了解肿瘤处于哪个时期，以便确认患者的病情程度。如果分期特别早，符合临床内镜质量的标准甚至可以不用做手术，可以通过内镜治疗减少手术的创伤。如果分期比较晚，比如肿瘤局部侵犯了其他的脏器或者远处转移，多数需要进行术前的治疗，也就是在手术前进行放化疗或靶向治疗，使肿瘤体积缩小后再做手术，这样可以达到减少局部肿瘤的复发和远处转移的效果。初诊结直肠癌的治疗是以TNM分期为基础，以手术为中心的综合治疗。因此，结直肠癌精准分期是治疗的基础，也决定了患者的预后。对于比较复杂的情况，还需要多个学科的专家在一起讨论后决定治疗方案，也就是MDT多学科治疗，使患者获得更长的生存期，提高生活质量。

手术分类：急诊、限期、择期手术。

手术期限分为紧急手术、限期手术、择期手术三类。

（1）紧急手术：需要争分夺秒进行的手术，是避免患者出现生命危险，及时挽救患者生命的手术，如心脏骤停、胃肠道出血、严重创伤等。

（2）限期手术：手术时间虽然可选择，但不宜延迟过久，仍需尽快进行手术，以免病情加重，如恶性肿瘤的根治手术等。

（3）择期手术：在病情稳定的情况下，根据病情的轻重缓急，医生与患者共同商定一个合适的时间进行手术，以便更好地安排手术前后的工作、生活和医疗等事宜。进行手术的时间早晚不会影响治疗效果，如腹腔镜手术、美容手术等。

除了完全性肠梗阻、出血等特殊情况，结直肠癌的外科手术通常属于限期手术。

◎ 可治愈性结直肠癌以手术为中心的治疗

1 可治愈性结直肠癌

传统意义上，针对Ⅰ～Ⅲ期结直肠癌，根治性手术切除是首选治疗方案，现有的研究也证实，与非手术治疗相比，结直肠癌手术是最有效的治疗手段。随着诊疗技术和药物的进步，一部分Ⅳ期患者（存在肝转移或肺转移或其他部位转移），在有效的转化治疗后，也可获得根治性手术的机会，因此，我们将Ⅰ～Ⅲ期和部分存在转化机会的Ⅳ期结直肠癌患者统称为可治愈性结直肠癌患者。针对可治愈性结直肠癌患者，国际诊疗指南（包括来自美国国立癌症中心NCCN和欧洲癌症协会ESMO）和中国结直肠癌诊疗规范均推荐在多学科团队（MDT）指导下的以手术为中心的治疗策略。外科手术作为结直肠癌主要的治疗手段也已经有一个多世纪的历史，虽然近年来结直肠癌的手术方式都朝着精准化和精细化的方向发生了巨大转变，但其"根除肿瘤、挽救生命、改善预后"的治疗目标却始终没有变。

② 结直肠癌的外科手术原则

遵循肿瘤功能外科、损伤效益比及无菌无瘤原则。根治手术推荐遵循全结肠系膜切除（Complete Mesocolic Excision，CME）和直肠系膜切除（Total Mesorectal Excision，TME）原则，切除病灶部位及所属区域淋巴结，达到根治和器官功能保护兼顾的目的。手术团队应具有丰富的盆腔外科经验或在直肠专科医生指导下实施手术。如需扩大手术范围，应有泌尿外科、妇科和骨科等手术团队配合。

◎ 结肠癌常见的手术方式

❶ 右半结肠癌根治术

适用于盲肠、升结肠、结肠肝曲的癌肿。对盲肠和升结肠癌，切除范围包括横结肠右半、升结肠、盲肠，以及长15～20cm的回肠末段，行回肠与横结肠吻合。对结肠肝曲癌肿，除上述范围外，视情清扫胃网膜右动脉组的淋巴结。

❷ 横结肠癌根治术

适用于横结肠癌。切除包括肝曲或脾曲的整个横结肠以及胃结肠韧带的淋巴结，行升结肠和降结肠吻合术。

❸ 左半结肠癌根治术

适用于结肠脾曲和降结肠癌。切除包括横结肠左半、降结肠，并根据降结肠癌灶位置高低切除部分或全部乙状结肠，作结肠间或结肠与直肠吻合术。

❹ 乙状结肠癌根治术

根据乙状结肠的长短和癌肿所在部位，分别采用切除整个乙状结肠和全部降结肠，或切除整个乙状结肠、部分降结肠和部分直肠，作结肠直肠吻合术。

⑤　全结肠切除术

适用于部分结肠多原发癌及部分遗传性结直肠癌。切除范围包括右半结肠、横结肠、左半结肠及乙状结肠并行回肠–直肠吻合术。

⑥　遗传性结肠癌

家族性腺瘤性息肉病如已发生癌变，根据癌变部位，行全结直肠切除加回肠储袋肛管吻合术、全结直肠切除加回肠–直肠端端吻合术或全结直肠切除加回肠造口术、保留直肠壶腹的全结肠及部分直肠切除术。未发生癌变者可根据病情选择全结直肠切除或肠段切除。直肠腺瘤<20枚者，可保留部分直肠；直肠腺瘤≥20枚者，建议行全结直肠切除。

◎　直肠癌常见的手术方式

①　局部切除术

包括直视下经肛门直肠癌（肿物）切除和使用经肛门微创腔镜（TAMIS）平台和经肛门内镜（TEM）手术。

局部切除适应证应同时满足以下条件：肿瘤最大径<3cm；肿瘤侵犯肠周<30%；肿瘤活动，不固定；影像评估临床T1期，无区域淋巴结转移征象；高、中分化。

② 直肠前切除术（Dixon术）

这是目前应用最多的直肠癌根治术，用于临床T2期及以上和/或淋巴结阳性的进展期直肠癌，且预计直肠远切缘1～2cm或术中冰冻阴性，保留肛门。手术应遵循TME原则，完整切除全直肠系膜，保留盆腔自主神经。如术中发现肿瘤超越TME平面，需考虑联合脏器切除以达到阴性切缘。直肠低位前切除术后不建议常规行回肠保护性造口，如术前存在梗阻、近端肠管水肿、术前放疗或极低位吻合等，存在吻合口漏高危因素时，根据患者情况整合判断，可考虑行回肠保护性造口。

③ 腹会阴联合切除术（Miles术）

用于低位且无法保留正常肛门功能的直肠癌，切除肛门，近端结肠永久造口。手术遵循TME原则，同时为保证直肠下段阴性环周切缘，需根据肿瘤位置适当扩大切除范围。如会阴组织缺损大，可修复重建盆底。

④ Hartmann术

即经腹切除直肠肿瘤，远端直肠闭合，近端结肠造口，用于直肠癌合并梗阻、穿孔等近端结肠显著水肿无法安全吻合不宜行Dixon术的患者，或者一般状态很差，高龄体弱不能耐受Miles术患者。

⑤ 改良Bacon术

用于无法安全行直肠肛管吻合且不愿行近端肠造口的患者，保留肛管和肛门括约肌。需二次手术切除经肛门脱出的结肠。

⑥ 括约肌间切除术（Intersphincter resection，ISR）

用于超低位直肠癌，且肿瘤浸润深度不超过内括约肌。根据内括约肌的切除范围可分部分切除、次全切除和完全切除。完全性内括约肌切除后患者控便功能可能不佳，不推荐高龄、体弱、术前肛门功能不良患者接受该类手术。

❼ 经肛全直肠系膜切除术（Transanal total mesorectal excision，taTME）

是利用TAMIS手术平台经肛切断肿瘤远端直肠，进行自下向上逆向TME解剖，适用于中低位RC。该手术技术难度大，远期随访数据尚不充分，需严格掌握适应证，推荐在区域医疗中心由经过充分培训的专科医生慎重实施。

❽ 直肠癌扩大根治术

（1）侧方淋巴结清扫（Lateral lymph node dissection，LLND），用于低位直肠癌，合并或高度怀疑存在髂内外血管引流区域淋巴结转移患者，联合直肠肿瘤切除达到根治目标。该手术技术难度大，发生血管损伤和神经损伤的风险大，多数患者需接受术前放化疗，推荐在区域医疗中心由经过充分培训的专科医生实施。

（2）联合脏器和多脏器切除，联合脏器切除指因肿瘤侵犯（炎性或癌性）周围脏器，完整切除两个以上相邻脏器的切除术。适用于直肠癌侵犯临近脏器（如膀胱、输尿管、子宫或附件等），且无远处转移患者。根据肿瘤累及范围，通过切除临近脏器实现阴性切缘。多脏器切除指因肿瘤转移至远隔脏器，因根治需求，行两个以上脏器的切除术（如同时出现卵巢、肝转移等），通过多器官同期手术实现R0切除，手术难度大，需相应专科手术团队配合，推荐在区域医疗中心实施。

文/吴斌

三、为什么有些结直肠癌要先做术前治疗再做手术

在肿瘤多学科团队治疗理念深入人心的今天，以手术为中心的综合治疗成为可治愈性结直肠癌的规范化治疗。然而，并不是所有可治愈性结直肠癌患者在明确诊断的基础上都适合立刻做手术。对于初诊无远处转移的结直肠癌患者，如果影像学评估存在肿瘤分期较晚的危险因素，包括肿瘤浸润深、肿瘤组织手术完整切除困难、周围淋巴结多发肿大、肿瘤标记物异常升高等，依据国内和国际规范化诊疗指南推荐，建议在手术前进行术前治疗（包括放疗、化疗、放化疗、免疫治疗等），以达到缩小肿瘤并降低肿瘤分期、提高手术完整切除的比例、降低局部复发、远期延长生存的意义。

◎ 直肠癌的术前治疗

目前中国人群直肠癌具有以下特点：①直肠癌的比例

高；②直肠癌患者中低位（距离肛缘≤8cm）的比例高；③局部分期晚。针对位置较低的局部分期比较晚的直肠癌患者，推荐术前治疗（新辅助治疗）。新辅助治疗的目的是提高手术完整切除率、提高保肛率、延长患者生存期。目前直肠癌术前治疗包括新辅助放化疗和新辅助化疗。

直肠癌新辅助治疗的适应证：局部肿瘤分期Ⅱ期及以上（即术前核磁分期cT3和/或N+）的可切除直肠癌患者。对于中位或高位直肠癌患者，如果肿瘤局部分期cT1-2N0M0或有治疗禁忌的患者推荐直接手术，不推荐新辅助治疗。直肠癌术前治疗方案包括放疗、化疗和免疫治疗。

① 术前放疗和放化疗

20世纪90年代，术前放疗应用于直肠癌，开启了直肠癌的术前治疗时代。术前放疗最初采用短程放疗（单次5Gy，共5天，即5×5Gy），接受术前放化疗和全系膜切除手术（TME）的患者术后局部复发率显著降低。短程放疗的优点是可以迅速完成术前治疗，但由于手术在放疗结束后1~2周进行，肿瘤尚未退缩或降期，因此肿瘤的退缩并不明显，也不能显著提升手术保肛率。长程放疗在短程的基础上，减少了单次剂量（降至1.8~2Gy），延长了治疗时间（治疗周期20~25次），降低了不良反应，提升了患者的疗效和依从性。在长程放疗的基础上，同步联合全身化疗药物（卡培他滨）的长程放化疗，结合了放疗局部控制和化疗全身控制的优势。卡培他滨的协同增敏作用可显著提升肿瘤的退缩程度，提高肿瘤完全缓解率，进一步降低肿瘤的局部复发，提高患者的生存率。此外，提升术前化疗的药物和剂量，实现术后化疗前移，成为一项探索的研究趋势。同时随着技术的进步，传统的放疗照射也进入精准时代，三维适形放疗和调强放疗已成为主流标准。

② 术前化疗

　　局部进展期直肠癌术前新辅助放化疗成为推荐标准新辅助治疗。针对新辅助放化疗模式并未改善患者的长期生存和远处转移，放疗后带来的组织水肿，以及手术中和术后对肛门功能的损害，越来越多的治疗相关问题集中在是否可用单纯化疗替代放化疗，以达到同样的治疗疗效和更低的毒副作用。专家学者利用临床研究证实：在高质量的外科手术基础上，单纯化疗可获得更低的远处转移率。因此，"去放疗化"已成为直肠癌新辅助治疗的一个热点问题。

③ 免疫治疗

与传统的放疗和化疗等抗肿瘤治疗相比，免疫治疗在直肠癌中的应用方兴未艾。免疫治疗是一种通过激活或增强患者自身免疫系统来攻击癌细胞的治疗方法。在直肠癌中，免疫治疗主要通过靶向免疫检查点分子，如PD-1、PD-L1和CTLA-4等，来解除癌细胞对免疫系统的抑制，从而增强免疫系统对癌细胞的攻击力。

免疫治疗适应证：免疫治疗并非适用于所有直肠癌患者，目前主要针对微卫星不稳定高（MSI-H）或错配修复基因缺失（dMMR）的直肠癌患者。现有的研究提示，针对此类患者，免疫治疗的肿瘤退缩效果显著好于放化疗等传统治疗。

直肠癌免疫治疗的疗效因个体差异而异，即使针对MSI-H和dMMR的患者，虽然部分患者可能取得较好的疗效，如肿瘤缩小、症状改善等，然而，也有部分患者可能对免疫治疗无反应或出现耐药性。

因此，局部进展期直肠癌的治疗模式，已进入精准治疗时代，即针对合适的患者，选择合适的方案。

◎ **结肠癌术前治疗**

基于结直肠癌的相似性，结肠癌的治疗参考了直肠癌的治疗模式。然而结肠和直肠自身存在差异，因此结肠癌的术前新辅助治疗以化疗作为主要的治疗选择。结肠癌新辅助化疗主要针对初始局部不可切除（cT4b）或淋巴结转移较多（cN2）的结肠癌。现有的研究结果对于结肠癌新辅助化疗仍存在一些争议，专家共识为新辅助治疗期间应该避免出现过度治疗，不然会导致病灶消失无法手术的尴尬局面。

文/陈楠

四、微创理念、微创手术是什么？
要不要做微创手术

◎ 微创理念

　　微创外科（Minimally Invasive Surgery，MIS）的概念在1987年由法国医生菲力佩·莫海（Philipe Mouret）通过完成世界首例腹腔镜胆囊切除术得到了广泛认可和推广。这一事件标志着微创外科的正式形成和应用。目前，微创外科技术虽无明确定义，但一般认为：微创外科技术是用最小的侵袭和最少的生理干扰，达到最佳治疗效果的一种新的外科技术。它并非独立的新学科或新的学科分支，而是脱胎于传统外科。与传统手术相比，其真谛是内环境更加稳定、手术切口更小、疗效好、康复快、心理适应更好的手术。因此，凡以减少术中组织损伤、有利于机体功能恢复为目的的外科治疗措施，均应属于微创外科的范畴，存在于各种医疗活动中。微创医学理念是融合微创观念和微创人文的一种医学思想。微创外科是在微创医学理念的指导下完成了从技术理念向服务理念的转变，代表了"以人为本"的人文主义理念，是"生物-社会-心理"新型医学模式的具体体现，它的精髓是以尽可能小的创伤，达到治愈疾病或缓解病痛的目的。与传统的手术方法相比，微创手术更注意对病变区及其周围组织的保护，避免或最小化全身反应，降低并发症的发生，缩短治疗时间，使患者尽早康复。简言之，微创手术是以最小的局部与全身附加损害为代价，换取最好的治疗效果。

◎ 结直肠癌微创手术

结直肠癌的微创手术主要包括腹腔镜或机器人手术以及内镜手术。

与传统开腹手术相比，微创手术清扫范围和操作并无明显的区别，大量循证医学证据已证实微创手术的肿瘤治疗效果不劣于传统开腹手术（见表4-1）。此外，与传统的开腹手术相比，微创手术具有以下优势：①切口小，更加美观，同时减少了切口与相关的并发症；②术后疼痛更轻；③术后恢复快，缩短住院时间；④更有利于神经功能的保护；⑤再次手术时腹腔粘连少。

表4-1　腹腔镜手术与开腹手术对比情况

情况	腹腔镜手术	开腹手术
切口	小，美容效果好	大
失血量	少	较多
组织损伤程度	小	大
疼痛程度	轻	较重
术后恢复	快	较慢
住院时间	短	较长
并发症（如感染、梗阻）	少	较多
手术视野	清晰	较广
手术时间	较长	较短
对术者要求	更高	较低

　　大量的循证医学证据表明：大多数结直肠癌患者均符合以腹腔镜为代表的微创手术的指征；从肿瘤治疗的角度来看，3年无病生存率和总体生存率与传统开腹手术均无显著差异，两者在局部复发、远处转移和切口种植方面也无显著差异。这足以说明，目前腹腔镜手术与开腹手术在疗效上不分伯仲。但是，存在以下症状的结直癌患者应谨慎选择腹腔镜手术：①有明显急性肠梗阻；②急性肠穿孔；③既往有腹部手术史且腹腔粘连严重；④肿瘤侵犯严重，需要行联合脏器切除者；⑤有严重的心、肺等脏器功能不全，全身情况差不能耐受时间较长的二氧化碳气腹的患者。

　　机器人手术：机器人手术系统是集多项现代高科技手段

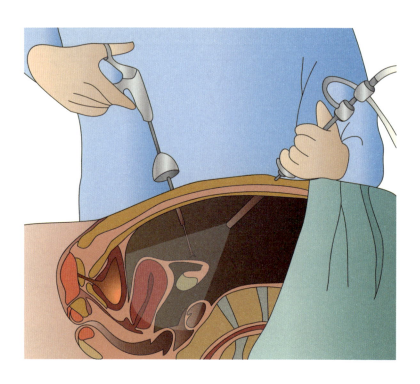

于一体的综合体。外科医生可以远离手术台操纵机器进行手术，与传统的手术概念完全不同。对比传统腹腔镜，其优势包括：①手术操作更精确，与腹腔镜（二维视觉）相比，因三维视觉可放大10~15倍，使手术精确度大大增加，更有利于行保留神经的手术；②操作时无震动，更有利于完成精细操作；③由于机械臂有7个自由度的连接工具，操作时更加灵敏，更适合狭窄空间的手术，比如低位直肠癌的手术治疗。然而，机器人手术也存在其自身的劣势，比如机械臂触感反馈差、成本高、准入门槛高等。

温馨提示

"微创手术"中的常见误解：微创绝不仅仅是伤口微创。

微创手术，顾名思义就是通过微小的创伤达到检查或治疗的目的。但是在医疗界，很多人仍然只把微创放在伤口上，抱着"只要伤口小就行，反正里面的情况患者也看不到"的心理开展检查和治疗。这就为医疗安全埋下隐患。微创的概念绝不仅仅指伤口小，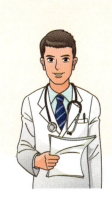是贯穿整个手术过程中的每一个步骤、每一个操作的理念。因此，在微创时代，一切临床实践，都应从患者整体创伤范围和程度的角度去衡量，而不是仅关注伤口的大小。

文/陈楠

五、如果结直肠癌扩散了应该怎么办

对于已扩散（存在远处转移）的结直肠癌患者，因肿瘤分期比较晚，肿瘤的治疗目标为尽可能争取延长患者的生存时间、改善患者的生活质量，因此整体的治疗策略建议以全身的治疗为主；在治疗过程中，根据患者对于全身治疗的反应效果，部分患者可在全身治疗后获得局部治疗（包括手术、射频等）的机会，达到无肿瘤状态，争取治愈的机会。

传统医学观念普遍认为不可治愈的转移性结直肠癌（mCRC）患者中，通过MDT多学科讨论（MDT）协作治疗反应良好的患者可以获得肿瘤治愈的机会。整体来说，转移性结直肠癌患者，治疗仍然要求以全身治疗为前提，在其有效的大前提下充分利用手术、放疗、射频消融、冷冻治疗及局部化疗等局部治疗手段，使患者达到完全的无瘤状态，从而实现晚期肿瘤患者真正意义上的"治愈"。

◎ 转移性结直肠癌的评估（局限性mCRC及广泛性mCRC）

欧洲肿瘤医学学会（European Society for Medical Oncology，ESMO）正式发布的最新版mCRC共识指南中，最大的亮点便是根据mCRC的疾病状态将其分为两大类疾病：寡转移疾病及转移性疾病，即可以理解为局限性mCRC及广泛性mCRC。指南中对局限性mCRC的定义一般指转移部位≤2个、总体转移数目≤5个的疾病状态。从更广泛的意义上讲，不拘泥于转移部位及数目，能够通过适合的局部治疗手段消除转移灶，能够达到完全缓解的mCRC，也可以称之为局限性mCRC。

① mCRC局部治疗的目标

以转移瘤是否可手术切除为核心，联合考虑疾病进展的快慢以及患者对治疗的耐受性及需求，将患者分成不同的治疗组，分别适用不同的治疗目标、策略和方法。局限性mCRC的治疗目标是能达到手术层面的完全切除（R0）和"治愈"意向的无瘤状态（NED），在有效的全身治疗基础上充分强调局部治疗的重要性；手术切除R0可切除结直肠癌肝转移（CRLM）是一种潜在的治愈性治疗，据报道5年生存率为20%～45%。CRLM的R0可切除性标准取决于外科技术和预后评估以及MDT经验。从技术上讲，可切除性不受数量、大小或双叶转移的限制，前提是肿瘤可切除，并留下足够的残余器官（如≥30%的残肝）。其他消融技术，如热消融（TA）或立体定向体放疗（SBRT），可添加到手术中以实现完整治疗，或在由于虚弱或切除解剖位置不佳而无法手术时提供切除的替代方案。

② 广泛性mCRC的治疗目标

以全身治疗为主，广泛性mCRC主要治疗目标是疾病控制，局部治疗的目的则是缓解患者症状（疼痛、病理性骨折及肿瘤相关急症等），提高生存质量。广泛性mCRC的治疗目的是控制疾病发展、解除疾病相关症状；若其原发灶无梗阻、出血、穿孔等危及生命的急症状态，一般不予以处理，必要时可予以支架植入、手术、内镜止血等局部治疗措施来缓解症状；其转移病灶视其有无肿瘤相关症状给予相应的局部治疗措施。通常情况下广泛性mCRC不以局部治疗措施作为首选治疗方式，而所有治疗的前提都是在多学科治疗MDT讨论下进行。

如果全身情况控制良好，可对可能残留的肿瘤进行局部处理。处理手段除了手术切除，还包括放疗、消融、射频等其他治疗手段。

温馨提示

　　针对治疗部位的不同，局部治疗又可以分为针对原发灶的局部治疗（主要为针对结直肠原发灶部位的手术、放疗）及针对转移灶的局部治疗（除原发灶以外转移部位的手术、放疗、射频消融及栓塞等治疗方式）。对于局限性mCRC，为实现根治性治疗目的，在全身疾病得到控制的前提下，其原发灶治疗多沿用非转移mCRC的传统手术治疗方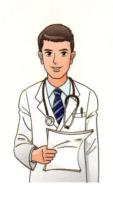式，或者新辅助放化疗序贯手术的治疗方式，而转移灶治疗可采用手术、放疗及消融等多种治疗方式。

文/王晰程

六、结直肠癌扩散了有什么
治疗手段

◎ 化疗

① 结直肠癌的化疗

化疗常常被用来治疗结直肠癌。结肠癌和直肠癌使用的化疗药物是一样的，只是使用场景有差别。根据化疗给药方式的差异，分为全身化疗和局部化疗。

1）全身化疗

药物通过静脉注射或者口服吸收后直接进入血液，然后到达身体的各个部位。这有助于降低结直肠癌转移扩散到身体其他部位的风险。

2）局部化疗

将药物直接输注动脉中，使其进入肿瘤部位。这使化疗集中在输注药物区域的癌细胞上。它通过限制到达身体其他部位的药物量来减少不良反应。肝动脉输注，或直接给予肝动脉化疗，以提高局部血液中药物的浓度。

❷ 晚期结直肠癌化疗药物和方案选择

1）药物

化疗药物：5-FU/LV、伊立替康、奥沙利铂、卡培他滨、曲氟尿苷替匹嘧啶和雷替曲塞。

靶向药物：西妥昔单抗（推荐用于K-ras、N-ras、BRAF基因野生型患者）、贝伐珠单抗、瑞戈非尼和呋喹替尼。

2）晚期结直肠癌全身治疗方案选择

方案1：在治疗前推荐检测肿瘤K-ras、N-ras、BRAF基因及微卫星（MSI）状态。

方案2：联合化疗应当作为能耐受化疗的转移性结直肠癌患者的一、二线治疗。

推荐以下化疗方案：FOLFOX/FOLFIRI±西妥昔单抗（推荐用于K-ras、N-ras、BRAF基因野生型患者），CapeOx/FOLFOX/FOLFIRI/±贝伐珠单抗。对于肿瘤负荷大、预后差或需要转化治疗的患者，如一般情况允许，也可考虑FOLFOXIRI±贝伐珠单抗的一线治疗。对于K-ras、N-ras、BRAF基因野生型需转化治疗的患者，也可考虑FOLFOXIRI+西妥昔单抗治疗。

方案3：原发灶位于右半结肠癌（回盲部到脾曲）的预后明显差于左半结肠癌和直肠（自脾曲至直肠）。对于K-ras、N-ras、BRAF基因野生型患者，一线治疗右半结肠癌中抗VEGF单抗（贝伐珠单抗）联合化疗的疗效优于抗EGFR单抗（西妥昔单抗）联合化疗，而在左半结肠癌和直肠癌中抗EGFR单抗联合化疗疗效优于抗VEGF单抗联合化疗。

方案4：三线及三线以上治疗患者推荐瑞戈非尼或呋喹替尼或参加临床试验，也可考虑曲氟尿苷替匹嘧啶。瑞戈非尼可根据患者病情及身体情况，调整第一周期治疗初始剂量。对在一、二线治疗中没有选用靶向药物的患者也可考虑西妥昔单抗±伊立替康治疗（推荐用于K-ras、N-ras、BRAF基因野生型）。

方案5：一线接受奥沙利铂治疗的患者，如二线治疗方案为化疗±贝伐珠单抗时，化疗方案推荐FOLFIRI或改良的伊立替康+卡培他滨。对于不能耐受联合化疗的患者，推荐方案5-FU/LV或卡培他滨单药±靶向药物。不适合5-FU/

LV的晚期结直肠癌患者可考虑雷替曲塞治疗。

方案6：姑息治疗4～6个月后疾病稳定但仍然没有R0手术机会的患者，可考虑进入维持治疗（如采用毒性较低的5-FU/LV或卡培他滨单药或联合靶向治疗或暂停全身系统治疗），以降低联合化疗的毒性。

方案7：对于BRAFV600E突变患者，如果一般状况较好，可考虑FOLFOXIRI+贝伐珠单抗的一线治疗。

方案8：对于dMMR或MSI-H患者，根据患者的病情推荐进行免疫检查点抑制剂治疗。

方案9：晚期患者若一般状况或器官功能状况很差，推荐最佳支持治疗。

◎ 靶向治疗

近些年，随着精准医学的发展，在结直肠癌的靶向药物中，除了传统的EGFR单抗（西妥昔单抗）和抗血管类的靶向药物，根据特殊的基因变异也出现了很多的新的靶点的药物，如针对HER2扩增、KRAS G12C突变、NTRK融合基因的靶向治疗。如患者携带特殊基因变异，应充分咨询肿瘤内科医生，根据自己病情决定是否使用相对应的靶向药物。同时，我们也鼓励患者在常规药物治疗效果欠佳时，根据其基因突变类型，积极参加相关的临床研究。

◎ 免疫治疗

免疫疗法是利用药物帮助患者的免疫系统更好地识别和破坏癌细胞。免疫疗法可以用来治疗一些特殊类型的晚期结直肠癌患者。免疫系统能让身体内的正常细胞免受免疫反应的攻击。为了做到这一点，它在免疫细胞上使用"检查点"蛋白质，就像开关一样，需要打开（或关闭）才能启动免疫反应。癌细胞有时使用这些"检查点"来防止免疫系统攻击它们。被称为"检查点抑制剂"的药物可以用于那些结直肠癌细胞检测出特定基因变化呈阳性的人，如高度的微卫星不稳定性（MSI-H）或错配修复（MMR）基因缺陷的患者。

目前免疫检查点抑制剂包括PD-1/PD-L1抑制剂和CTLA-4抑制剂两大类。免疫治疗是否适合每个结直肠癌患者使用，应在完善基因检测并咨询其主诊肿瘤科医生充分评估后决定。另外，在使用期间需严密监测病情变化和有无药物不良反应，包括疲劳、咳嗽、恶心、瘙痒、皮疹、食欲下降、便秘、关节痛和腹泻。严重不良反应发生频率较低，但有时用药后，免疫系统开始攻击身体的正常组织和器官，可能导致肺部、肠道、肝脏、心脏、激素分泌腺、肾脏或其他器官出现严重问题甚至会危及生命。此外，细胞免疫治疗开始尝试应用在包括结直肠癌在内的实体瘤当中，但目前绝大多数细胞免疫治疗尚处于临床试验阶段。我们也提醒患者应在较大的肿瘤中心咨询，在充分知情和评估下决定自身的病情是否适合尝试细胞免疫治疗。

文/王晰程

七、结直肠癌治疗要不要采用新技术

◎ 早期结直肠癌的内镜下治疗

一部分早期结直肠癌不合并淋巴结转移或远传转移，因此可以通过包括内镜下切除等局部治疗手段获得根治。

❶ 适应证

结直肠癌淋巴结转移及远处转移的风险与多种因素有关，包括浸润深度、分化程度、血管及淋巴管浸润等。目前认为局限于黏膜下层浅层的早期结直肠癌发生淋巴结转移及远处转移的风险极低，是适合内镜下切除的。

❷ 切除方式

对于早期结直肠癌，目前通常采用内镜下黏膜切除术（EMR）、内镜黏膜下剥离术（ESD）及其他衍生技术进行

病灶切除。对于直径较大、非带蒂的病变，通常采用ESD
技术进行切除，能够获得更高的整块切除率及根治效果。

❸ 并发症

内镜切除常见的并发症包括出血、穿孔及内镜黏膜下
剥离术后电凝综合征。随着技术的提高及设备的更新，目
前绝大多数并发症都可以通过术中内镜下处理得以顺利解
决，极少需要外科手术的介入。

❹ 术后注意事项

所有经内镜切除的病例，都应当严格按照内镜标本处
理的要求进行病理检测，以便确定肿瘤的根治性。对于超
出内镜治疗适应证的病例，建议经过包括外科医师、内镜
医师、影像科医师、病理医师及相关科室医师在内的多学
科团队讨论后再决定进一步如何处理。

◎ 超低位保肛手术

经自然腔道取标本手术（Natural orifice specimen extraction
surgery，NOSES），使用腹腔镜、机器人、肛门内镜或软质
内镜等设备平台完成腹盆腔内各种常规手术操作（切除与重

建），经人体自然腔道（直肠、阴道或口腔）取标本的腹壁无辅助切口手术。术后腹壁无取标本切口，仅存留几处微小戳卡疤痕，表现出极佳的微创效果；直肠癌NOSES手术取标本通道只适合直肠或阴道。手术团队要具备丰富的腹腔镜手术经验，并能熟练完成全腔镜下消化道重建。NOSES是一种高选择性手术，适应证要求严格，仅限于T2、T3期，病灶小且有希望经自然腔道取标本患者。不推荐用于局部晚期肿瘤，也不适合应用于肿瘤引起的急性肠梗阻和肠穿孔。

双镜联合手术指的是胃肠镜和腹腔镜，前者是软镜，后者是硬镜。软镜在胃肠腔内，硬镜在胃肠腔外，二者"里应外合"，在屏幕上清晰地显示出病灶部位、大小、形态、生长方式，以及与重要解剖结构（贲门、幽门等）的距离，从而"量身定做"，制定个体化的准确的手术切除方案。这种模式尽可能地保留了健康正常的胃肠组织，同时确保正常的关键结构不受破坏；如果出现穿孔、出血等并发症，腹腔镜可以在第一时间做出处理，避免二次手术和时间的延误。与传统的外科手术相比，双镜联合手术提高了病变部位判断的精准度，制定了个体化的手术方案，同时最大限度地保障了根治性和组织保护，提升了患者术后的生活质量。

文/梁建伟

八、直肠癌保肛的考量和风险

对于大多数直肠癌患者来讲，内心恐怕还有一个事情是比"癌症复不复发"更重要的，那就是"能不能保肛"或者"改不改道"。常常在临床中，患者和家属在就诊时问的频率最高的两个问题就是"能不能保肛？"和"还能活多久？"，可以看出在每个普通人心里面，对于改道手术（肠造口术）存在多大的心理压力！甚至有的患者还表达出"如果保不了肛，我宁愿去死"的决心。直肠肛管绝对不仅仅是一个粪便的出口，更重要的是它是一个高度精密、功能强大、结实耐用的"阀门"。在我们类似于漏斗状的盆腔里面，肛管就是漏斗的出口，环绕直肠肛管的是丰富的肌肉（肛提肌），能够通过肌肉的收缩，参与控便和排便。还有一个关键的部位就是肛门括约肌。肛门有内外两套括约肌，即内括约肌和外括约肌，它们的功能是不一样的。内括约肌由自主神经系统支配，就像内脏一样，不受意志控制；外括约肌则由阴部内神经直肠下支及第四骶神经会阴支的支配，受意志控制。平静状态下，关闭肛门的主要工作由内括约肌来做，这就可以解释我们不需要去注意，大便也不会自己流出来；而排便过程产生压力主要由肛提肌中的耻骨直肠肌、外括约肌收缩以及腹壁肌肉的收缩来共同完成。

我们通常将直肠分为高、中、低三部分，其中低位直肠癌为距离齿状线5cm内的范围，为什么低位直肠癌保肛更难？原因有3点。一是盆腔空间狭小，手术难度大。在盆腔里做直肠手术，可以类比为在土坑里拔萝卜，不能用暴力，只能仔细分离直肠周围的组织，处理的位置越靠近肛门，也就越难，特别是男性，因为骨盆狭小，如果开腹手术，几乎在低位直肠的周围，视线已经不能达到，只能凭借医生的手感慢慢分离。所以对于低位直肠癌，腹腔镜具有更好的视野和保肛的可能。二是直肠肿瘤切除后，没有充足的直肠残留和结肠做吻合。保肛手术是需要将有肿瘤的直肠切除后，将两侧的肠管吻合在一起，而低位直肠癌，为了保证切除的完整性，可能会导致直肠靠近肛门一侧没有充足的肠管残留，使得吻合困难。理论上讲，距离肛门3～5cm的直肠癌会存在保肛的可能（还需要由肿瘤大小、骨盆大小、患者胖瘦等具体情况而定）；低于3cm的直肠癌保肛困难，因为肿瘤切除不能贴着肿瘤的边缘切，这样肯定是做不到切除干净的（医学上称"切干净"为R0切除，即显微镜下未发现癌残留），所以需要在肿瘤下缘1cm以上切除。三是低位直肠癌周围组织器官比高位的更复杂。低位直肠两侧和后方是骨性结构，两侧分布了血管神经束，后方分布了骶前静脉丛和神经穿行，前方有女性的阴道、子宫或男性的膀胱、前列腺，不仅空间狭小，而且不能误伤的组织器官很多，手术难度更大。

◎ 保肛的核心是要保留肛门功能

直肠癌术后，由于直肠结构改变、括约肌和神经等组织损伤以及直肠储袋功能和排便反射下降，引起的以排便紊乱为主要表现的各种肠道功能障碍，症状包括排便频率增加、排便失禁和排便困难等。大约90%的患者在保肛术后发生肠道功能改变，60%～90%的患者被诊断为直肠前切除综合征（LARS）。术前新辅助治疗、术后辅助化疗、肿瘤位置和吻合口漏是LARS的独立危险因素。直肠癌从技术上几乎都可以实现保肛，但是从患者生活质量上来讲，一部分患者保肛还不如改道。这是因为超低位的直肠癌（距肛≤3cm），手术切除肿瘤并进行吻合从技术上可行，但是因为邻近肿瘤对肛门周围肌肉及局部神经会造成不可避免的损伤，术后很可能带来患者肛门失禁、大便次数过多甚至无法走出家门的结果。

极限保肛术式：对于肿瘤离肛缘5cm以内、未侵及肛门外括约肌、分化好、恶性程度低且有强烈意愿保肛的患者可实行括约肌间切除术（Intersphincter Resection，ISR）。此腹部手术与常规的直肠癌手术一样，按照TME原则，齿状线上方行环型切口进入肛门内外括约肌，在括约肌间沟中分离，从腹部或者肛门口取出手术标本，然后经肛门行肛管结肠吻合术。括约肌间切除术要求患者年龄更小、肿瘤发现更早、恶性程度更低，其实质是保留肛门外括约肌、切除肛门内括约肌，但需注意的是手术后肛门失禁仍然是括约肌间切除术发生率最高的并发症。

直肠肿瘤的局部切除术虽然不是直肠切除，但它同样避免了腹部结肠造口的不良结局，故也可归属于保肛手术。然而由于它不能切除引流淋巴，在病理分期和手术彻底性上存在缺陷，因此必须严格掌握指征。根据结、直肠黏膜无淋巴引流和黏膜下病变淋巴播散的概率＜10%的特点，目前认为选用局部切除术的病例必须符合下列条件：①病变局限于黏膜或黏膜下层，临床检查时肿瘤活动、无基底浸润；②隆起型或浅表溃疡型；③肿瘤直径≤3cm；

④肿瘤距肛缘≤7cm；⑤活组织检查肿瘤分化良好或中等，且无血管、淋巴管和神经周围的浸润。随着放化疗技术的进步，越来越多的患者在放化疗后，肿瘤获得比较满意的退缩。对于放化疗后肿瘤显著退缩的患者，在多学科讨论的背景下，如果也符合局部切除指征，那么在临床研究的背景下，可尝试直肠局部切除术。

◎ 直肠癌非手术治疗——等待与观察治疗策略

选择性的非手术治疗策略是根据前期放疗的效果，选择临床上判断为完全缓解的患者进入密切随访观察，及时发现肿瘤再生长给予补救治疗的策略。自2004年首次报道了真正意义上的选择性的非手术治疗策略起，经过10余年的完善、验证，非手术治疗已经成为直肠癌治疗中一个重要的发展方向。

观察阶段"等待+观察"的治疗推荐策略：迄今为止，直肠癌放化疗后的非手术治疗已从探索阶段逐渐获得大家的认可。对于一些特殊人群，这种策略可能具有一定的优势或应用前景。最近的一项研究提示，对于高龄患者，放化疗后获得cCR的患者应作为非手术治疗探索的优选患者。对于低位而预计无法保存括约肌同时拒绝行永久性造口者，给予放化疗后争取非手术治疗或局部切除也是一种选择。但是，对于这种非标准治疗最好是在临床试验的框架下进行，或者要做好充分的知情同意，明确告知标准治疗是根治性手术。直肠癌放化疗后的选择性非手术治疗是一种全新的治疗模式。部分有经验的中心的研究结果显示具有良好的前景。但是这种治疗模式仍然有很多不确定性，不同中心的研究结果差异较大，因此仍需要大规模的研究证实其可靠性。

文/梁建伟

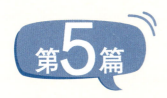

结直肠癌的"康"

——你的康复把握在你手里

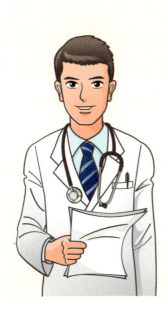

一、结直肠癌能治好吗

当不幸确诊癌症时，患者最关注的问题便是"有多大可能获得治愈"。为了解答此类问题，医学上常常用"5年生存率"来描述癌症的治疗效果和患者的生存情况。那么我们该如何正确解读"5年生存率"呢？5年生存率又称存活率，是指接受某种治疗的恶性肿瘤患者，经过一段随访时间（通常为1年、3年、5年）后，尚存活的患者人数所占的比例。5年生存率是临床评价肿瘤预后的重要指标。5年生存率=随访满5年尚存活的病例数/开始随访的病例数×100%。生存率反映了恶性肿瘤对生命的危害程度，也可用于评价某种治疗的远期疗效。

为什么会选择5年这个时间点去做统计呢？这是因为研究发现肿瘤患者95%以上的复发和转移事件发生在治疗后5年内，肿瘤患者如果能生存5年以上，同时没有肿瘤的复发和转移，那么在5年之后出现肿瘤复发转移相关事件的比例就非常低了，因此我们就能认为这个患者的肿瘤治愈了。然而5年生存率并不是说只能活5年，而是意味着肿瘤的治愈。治愈后的患者的生命周期一般就与此前肿瘤状态无关，也就是说，此时的肿瘤患者预期寿命跟正常人群一样。

那么我们有哪些途径可以了解到某个癌种的5年生存率呢？最权威的数据源于相关科学研究的统计。

通过大数据分析得出的5年生存率能用于指导个体治疗决策吗？答案是肯定的，但我们需要先搞明白大数据生存的底层逻辑：群体概率和个体概率。首先，我们来说一下什么是群体概率和个体概率。如上所述，每个癌种的5年生存率都是通过患该癌种的人群大数据统计出来的。例如，根据最新的全球肿瘤发病率和死亡率数据，结直肠癌总体生存率为65%；Ⅰ期结肠癌和直肠癌患者的5年生存率均高于90%，但对于Ⅳ期患者而言，11%的结肠癌患者和15%的直肠癌患者的5年生存率是35.9%，这都是群体概率。对于具体某个结直肠癌患者而言，这个概率就会发现变化，5年生存率有可能会远远超过65%，也有可能会达不到这个值，因为不同疾病分期、身体状况、年龄、治疗方法及接受治疗的程度等因素均可影响这个概率。再举个生活中很熟悉的例子，一枚硬币，我们假定有面值数字的一面为正面，另一面为反面，在抛硬币的过程中，出现正面的概率为50%，这是群体概率。但如果你只抛一次硬币，出现正面的概率要么为0%，要么为100%；而如果你抛1万次，得到正面的概率不会是0，也不会是100%，大概率数据接近50%，这是个体概率。这里表现出群体概率和个体概率之间的差异。换作肿瘤生存这件事，针对每一个肿瘤患者，出现复发或转移的可能，要么是无复发转移（0%），要么就是出现复发转移（100%）。群体概率和个体概率针对的对象不同，回答的问题也不同，不能混淆，也不能相互替代。群体概率是针对一件事的，体现的是群体的共同特征。

理解了群体概率和个体概率的差异之后，我们可以从寻找群体共同特征转到寻找个体的独特差异，这样就把解决问题的视角从事转向了人，这样一来能改变很多事情的逻辑。在癌症诊疗过程中，我们时刻都需要具备个体概率的思路。我们应该怎样正确解读一个癌种的5年生存率，并进行决策呢？通过掌握群体概率和个体概率的差异，我们先有了认知上的转变，进而可以带动行为上的转变，促使疾病预后向着更好的方向发展。

当了解到某个癌种的5年生存率时，我们可以先审视一下这个数据的产生时间，像表5-1中所列的中国部分癌种5年生存率统计数据，迄今已相隔多年，随着医学研究和临床实践的不断进步，有理由相信现阶段的治疗效果会好于早年的

表5-1　2013—2019年结肠癌患者生存数据

分期	肿瘤相关5年生存率
局部早期	91%
局部进展期	73%
转移性晚期	13%
总体	63%

注：美国癌症协会肿瘤登记数据库2013—2019年结肠癌患者生存数据。

数据。接下来，我们可以将影响疾病生存率的因素进行一个剖析，主要为自身因素和外部因素两大方面。自身因素包括肿瘤状况（恶性程度、分期等）、年龄、身体状况（营养、有无其他疾病等）、心理状态、经济条件、文化程度、学习能力等；外部因素包括生活环境、能否获得规范优质的治疗、能否获得必要的其他外部支持等。上述因素既可以正向提高生存率，也可以负向降低生存率。关键是我们应该认识到，有些因素是我们有能力去改变的，如身体状况、心理状态、寻求专业治疗和支持等。当正向因素被我们充分挖掘并得以强化，而负向因素逐渐减少或消除时，才能使自己处于疾病生存曲线的最右端。因此，从这个角度来讲，肿瘤患者除了关注肿瘤分期，更应该从未来的角度出发，树立战胜肿瘤的信心，保持良好的生活习惯，最终提升个人生存概率。

文/贾小强

二、结直肠癌术后的注意事项和康复

◎ 手术后康复

加速康复外科（enhanced recovery after surgery，ERAS）采用有循证医学证据的围手术期处理的一系列优化措施，以减少手术患者的生理及心理的创伤应激，达到快速康复。ERAS是21世纪医学一项新的理念和治疗康复模式。ERAS理念获益体现在：①提高治疗效果；②减少术后并发症；③加速患者康复；④缩短住院时间；⑤降低医疗费用；⑥减轻社会及家庭负担。目前，在临床上ERAS以在结直肠手术中的应用最为成功。

❶ 术后管路的管理

1）鼻胃管

现有研究分析表明，结直肠肿瘤手术中常规不放置鼻胃管减压，这样可以降低术后发热、肺不张及肺炎的发生率。如果在气管插管时有气体进入胃中，可以插入胃管排出气体，但应在患者麻醉清醒前予以拔除。因此，在术后不应常规使用鼻胃管减压。通过鼻胃管给予流食有返流、误吸的情况。

2）腹腔引流

因为疼痛，放置腹腔引流将影响患者的早期下床活动。一项Meta分析结果表明，结肠吻合后使用腹腔引流并不降低吻合口瘘及其他并发症的发生率及减轻其严重程度。因此，在结肠切除术中常规可不放置引流管。

3）尿管引流

放置导尿管也将影响患者术后的早期活动。针对使用硬膜外止痛的行结肠肿瘤切除患者，使用导尿管24小时后，尿潴留的风险将很低。因此，推荐在胸段硬膜外止痛时，使用导尿管24小时后就应考虑拔除。而对于直肠肿瘤患者，行经腹低位直肠前切除术或腹会阴联合切除时，应留置导尿管至术后3天左右。

② 围手术期液体管理

现有证据表明，减少患者术中及术后的液体及钠盐的输入量，将有利于减少术后并发症、缩短术后住院时间、加速胃肠功能恢复。术中以目标导向为基础的限制性容量治疗策略是减少围手术期液体过负荷、心肺过负荷的最佳方法。使用硬膜外麻醉可能引起血管扩张，导致血管内容量相对缺乏及低血压。因此，处理由于血管扩张引起的低血压，比较合理的方法是使用血管收缩药而不是大量输液。

③ 术后不良反应的管理

1）对于恶心、呕吐等胃肠不良反应的管理

为了能早期经口进食，需要有效地处理术后恶心、呕吐问题。应避免使用可能引起呕吐的药物如新斯的明、阿片类药物等，使用不良反应少的其他药物。有呕吐风险的患者应预防性使用止吐药，如昂丹司琼、地塞米松等。如果患者发生恶心、呕吐时，可以联合使用这些药物。

2）促进胃肠功能恢复及预防肠麻痹

应重视预防及治疗术后肠麻痹，包括使用硬膜外止痛、避免或减少使用阿片类镇痛药、避免过量液体输入、早期恢

复经口进食等。从手术的前夜及术后早期口服缓泻剂，如乳果糖等。还有证据表面，早期口腔咀嚼刺激（例如咀嚼口香糖，或模拟咀嚼活动）可促进胃肠功能恢复。此外，制定切实可行的术后运动计划尤为重要。长期卧床不仅增加胰岛素抵抗及肌肉丢失，而且减少肌肉的强度、损害肺功能及组织氧合，还增加了形成下肢静脉血栓的危险。使用便携式的胸段硬膜外止痛泵或者常规使用NSAIDs可以很好地进行术后止痛，这是促进患者早期活动的重要保证。根据患者客观情况，每天计划及落实患者的活动量，并且应建立患者的活动日记。目标是在手术后第一天下床活动1~2小时，而后至出院时每天应下床活动4~6小时。

3）术后疼痛的管理

术后镇痛是ERAS的核心内容。充分的术后镇痛可以减少应激，有利于患者康复。ERAS术后镇痛提倡多模式镇痛方案，止痛的重要原则是NSAIDs类抗炎镇痛药为术后镇痛基础用药，尽量地减少阿片类药物的应用，以减少阿片类药物引起的并发症如肠麻痹等，以促进患者的早期康复。最新观点认为，COX-1和COX-2在功能上有重叠和互补性，共同发挥对机体的保护作用。研究表明，术前使用NSAIDs药物预防镇痛可能改善术后镇痛效果，加速患者康复。

④ 术后营养管理

基于大样本临床数据分析结果表明，胃肠手术后早期行肠内营养或经口饮食与术后禁食相比，并没有证据表明术后禁食是有益的。早期肠内营养可以降低术后感染发生率及缩短术后住院时间，在吻合口的近端进行肠内营养并不增加发生肠吻合瘘的危险。诚然，早期肠内营养可能增加呕吐的发生率，并且在没有多模式抗肠麻痹治疗时，可能会增加肠胀气。因此，有必要加强术后镇痛药物选择和肠麻痹的综合治疗，有利于术后早期进食的实施。在常规治疗时，口服辅助营养常在术后3~5天开始；而在ERAS的计划中，口服营养补充在术后6~8小时就开始了。有研究表明，当联合使用术前口服碳水化合物、硬膜外止痛及早期肠内营养时，可以促进氮平衡，减少了术后高血糖的发生。需要强调的是多模式治疗对维持手术营养状态的重要性。在术后4小时就应鼓励患者口服进食，进食量根据胃肠耐受量逐渐增加。对于营养不良的患者，应在回家后继续口服辅助营养物。

文/王鹏远

三、结直肠癌术后的治疗和功能恢复

◎ 结直肠癌术后辅助治疗常见问题

国际上多项临床研究已经肯定了辅助化疗在结直肠癌术后治疗中的作用。但目前对于Ⅱ~Ⅲ期结直肠癌，辅助化疗时机以及不同亚组结直肠癌患者化疗方案的选择，目前学术界仍有不同的观点。这里就结直肠癌术后辅助治疗最常见的问题梳理如下。

① 辅助治疗什么时候开始最好

辅助化疗可以降低Ⅲ期结直肠癌患者的复发率，但现有指南中并未明确指出术后辅助化疗的具体开始时间，绝大多数的临床研究建议术后4~6周内开始化疗，不晚于术后8周。2011年一项关于结直肠癌患者生存期与辅助化疗开始时间关系的Meta分析发现，辅助化疗最迟也应该在术后

6～8周之内开始，化疗时间每推迟4周，患者的总生存时间（OS）和无病生存时间（DFS）显著缩短，5年OS和DFS下降14%。超过3个月，辅助化疗不能给患者带来生存获益。因此，辅助化疗开始时间与手术切除肿瘤的时间间隔越长，结直肠癌患者的生存时间越短，辅助化疗开始的最佳时间应为结直肠癌根治术后的4～6周。基于这些证据，结直肠癌患者接受根治性手术后，开始辅助化疗的时机非常重要。自2018年起，CSCO指南推荐术后身体恢复后应尽快开始辅助化疗，一般在术后3周左右开始，不应迟于术后2个月。

❷ 辅助化疗的方案如何选择

在选择结直肠癌的辅助化疗方案时，医生会根据多年的临床研究和试验数据来做出决定。这些研究帮助我们了解哪种化疗药物或药物组合最有效，同时不良反应也相对较小。

从20世纪60年代开始，科学家就一直在研究结直肠癌的辅助化疗。他们发现，5-氟尿嘧啶（简称5-FU）和亚叶酸钙（简称LV）一起使用，是一个不错的选择。而且，5-FU可以通过静脉注射快速给药，也可以通过持续静脉滴注给药，两种方式效果差不多，但持续静脉滴注的不良反应更小一些。

后来，X-ACT试验发现，卡培他滨这种药物在Ⅲ期结直肠癌的辅助化疗中表现得更出色。接着，MOSAIC试验和NSABPC-07试验又发现，如果在5-FU/LV的基础上加上奥沙利铂（简称FLOX），可以显著延长患者的无病生存期（DFS）。不过，长期跟踪研究发现，只有FOLFOX方案能显著延长总生存期（OS），而FLOX方案则没有。

再后来，NO16968（XELOX-A）试验又比较了另一种方案——XELOX（也叫CAPOX）和静脉注射5-FU/LV。结果发现，使用XELOX方案的患者，3年无病生存率和5年总生存率都明显改善了。进一步分析NO16968试验和MOSAIC试验的结果，科学家发现XELOX方案和FOLFOX4方案在延长无病生存期上效果差不多，这意味着这两种方案在Ⅲ期结直肠癌的辅助化疗中疗效相当。

因此，基于这些年的临床研究和试验数据，我们现在推荐使用的联合辅助化疗方案就是XELOX（CAPOX）和FOLFOX。这两种方案都被证明对结直肠癌患者有很好的治疗效果。

③ 辅助治疗疗程控制在多少周期（即6个月还是3个月）

学者一直在探索，对于结直肠癌手术后的患者来说，辅助化疗多长时间最合适。过去的研究，比如INT-0089和NCCTG894651，告诉我们6个月的化疗和12个月的化疗效果差不多，但不良反应更少。那么，能不能再缩短点时间，比如3个月的化疗效果还一样吗？

为了找到答案，科学家进行了一项叫作IDEA的研究，这个研究包括了6个随机的Ⅲ期临床试验。他们想看看，用FOLFOX或CAPOX这两种化疗方案，3个月的化疗效果是不是和6个月的化疗效果一样好。

研究结果发现了几件事情：

（1）不管是FOLFOX还是CAPOX方案，化疗6个月的患者中，感觉到手脚麻木、刺痛等2级到3级的神经副作用的人明显比3个月的多很多，这个差异是统计上显著的。

（2）整体来看，只化疗3个月的患者，他们的无病生存期（也就是手术后没有复发或转移的时间）比化疗6个月的患者要短一些。

（3）具体到每种化疗方案，用FOLFOX方案化疗3个月的患者，他们的无病生存期确实比化疗6个月的短；但是用CAPOX方案化疗3个月的患者，他们的无病生存期和化疗6个月的差不多。

所以，根据IDEA研究的结果，医生在推荐化疗时间时会这样做：

（1）如果选择的是FOLFOX方案，不管患者的癌症分期如何，都建议化疗6个月。

（2）如果选择的是CAPOX方案，并且患者的癌症分期是T1-3N1（也就是肿瘤相对较小，且只侵犯到附近的淋巴结），那么可以考虑化疗3个月；但如果患者的癌症分期是T4或N2（肿瘤较大或侵犯了更多的淋巴结），还是建议化疗6个月。

这样，医生就能根据每个人的具体情况，给出最合适的化疗建议了。

④ 辅助化疗可不可以联合靶向治疗

在结直肠癌的治疗中，科学家一直在尝试各种方法来提高治疗效果，其中就包括使用靶向药物作为辅助化疗的一部分。靶向药物能够更精确地针对癌细胞进行攻击，减少对正常细胞的伤害。

早期的一个重要试验是NSABPC-08，它比较了两种治疗方案：一种是标准的FOLFOX6化疗，另一种是在FOLFOX6的基础上加上靶向药物贝伐单抗（Bev）。这个靶向药物是抗血管内皮生长因子（VEGF）的，也就是能够阻断癌细胞生长所需的一种血管生长因子。结果发现，加上贝伐单抗的那组患者，患者3年的无病生存期（DFS）并没有显著提高，两组之间的差异并不明显。

接着，AVANT研究又比较了三种治疗方案：单纯的FOLFOX4化疗、FOLFOX4加上贝伐单抗，以及XELOX加上贝伐单抗。结果让人有些失望，加入贝伐单抗的辅助治疗并没有给Ⅱ、Ⅲ期结直肠癌患者带来额外的好处，反而有相反的趋势。

另外，对于抗EGFR的靶向药物，N0147研究也进行了探索。这次是在mFOLFOX6化疗的基础上，加上了西妥昔单抗这个靶向药物，针对的是术后Ⅲ期KRAS野生型的结直肠癌患者。结果同样发现，加上西妥昔单抗并没有显著提高患者的3年无病生存期，反而增加了≥3级皮疹、腹泻等不良反应，还有更多患者无法完成全部12个周期的治疗。

因此，基于这些研究结果，目前在结直肠癌的辅助化疗中，并不推荐常规使用靶向药物。

至于微小残留病灶（MRD）检测，它在结直肠癌的治疗中也有着重要的作用。简单来说，微小残留病灶检测能够帮助医生更准确地判断手术后患者体内是否还有残留的癌细胞，从而指导后续的治疗决策。如果检测到微小残留病灶，可能就需要更加积极的治疗方案来消灭这些残留的癌细胞，防止复发。所以，微小残留病灶检测也是结直肠癌治疗中不可或缺的一部分。

◎ 微小残留病灶（MRD）检测的作用

微小残留病灶（Minimal Residual Disease，MRD）检测是一种近年来新兴的医学检测方法，用于评估癌症患者在接受治疗后体内是否仍残留有癌细胞。这些残留的癌细胞可能对治疗无反应或耐药，虽然数量可能很少，但有可能导致癌症的复发。微小残留病灶检测通过分子生物学手段，如多重聚合酶链式反应（简称PCR）或流式细胞仪等方法，检测患者血液或其他体液样本中的特定生物标志物，如循环肿瘤DNA（简称ctDNA），来评估肿瘤的残留情况。

在结直肠癌领域，微小残留病灶检测的应用处于临床研究阶段。近年来，多项研究表明，微小残留病灶检测可以作为结直肠癌预后评估的重要工具。例如，英国莱斯特大学癌症研究中心的研究团队通过ctDNA测定评估转移性结直肠癌治疗后的最小残留病灶，发现ctDNA在微小残留病灶评估、监测复发和治疗反应等方面具有重要的临床应用价值。他们的研究结果显示，微小残留病灶阳性与患者的无病生存期（DFS）和总生存期（OS）降低显著相关。此外，ctDNA检测微小残留病灶的灵敏度为72%，特异性高达93.3%，显示出其在预测结直肠癌复发方面的优越性。

微小残留病灶检测不仅可以帮助医生判断患者的复发风险，还可以指导后续治疗方案的制定。对于微小残留病灶阳性的患者，医生可能会考虑增加辅助治疗、更换药物或调整治疗强度，以期降低复发风险。而对于微小残留病灶阴性的患者，医生可能会考虑减少治疗强度，避免过度治疗带来的不良反应。

　　值得注意的是，微小残留病灶检测在结直肠癌中的应用还面临一些挑战。例如，由于技术的局限性，微小残留病灶检测存在一定的假阳性和假阴性率。此外，不同临床研究中ctDNA的检出率和预后影响也存在差异，可能受临床分期、ctDNA检测技术和分析前变量等因素的影响。因此，在解读微小残留病灶检测结果时，医生需要结合患者的具体情况进行综合分析。

　　尽管如此，微小残留病灶检测在结直肠癌诊疗中的价值日益凸显。它提供了一种精准的、非侵入的方法，用于评估癌症治疗的彻底性和预测复发的风险。与传统的检查手段相比，微小残留病灶检测能够更早地发现癌症复发的迹象，为医生提供宝贵的时间窗口来采取干预措施，从而有望提高结直肠癌患者的生存率和生活质量。

◎ 结直肠癌患者什么时候需要接受化疗

① 手术后的辅助化疗

其目的是杀死手术残留的癌细胞。这些癌细胞可能因为太小而肉眼无法看到；以及可能从原发肿瘤中逃出并定居在身体其他部位，但在影像检查中无法看到的癌细胞。术后化疗有助于降低癌症复发的可能性。但并非所有的患者手术后都需要化疗，这和期别有很大关系。

② 手术前进行新辅助化疗

目的是缩小肿瘤，提高R0切除率。这种情况通常联合用于治疗中低位直肠癌（能极大程度提升保肛可能性），而对于结肠癌，仅应用于T4b或区域转移淋巴结较多的情况。

③ 姑息化疗

对于已经扩散到其他器官（如肝脏）的晚期癌症，化疗可用于帮助缩小肿瘤，延长生存，提升患者的生活质量。

◎ 结直肠癌的辅助治疗

辅助治疗应根据患者原发部位、病理分期、分子指标及术后恢复状况来决定。推荐术后4周左右开始辅助化疗（体质差者适当延长），化疗时限3~6个月。在治疗期间应该根据患者体力情况、药物毒性、术后TN分期和患者意愿，酌情调整药物剂量和/或缩短化疗周期。有放化疗禁忌的患者不推荐辅助治疗。

结直肠癌辅助化疗原则如下。

（1）Ⅰ期（T1-2N0M0）结直肠癌不推荐辅助治疗。

（2）Ⅱ期结肠癌，应当确认有无以下高危因素：组织学分化差（Ⅲ级或Ⅳ级）且为错配修复正常（pMMR）或微卫星稳定（MSS）、T4、血管淋巴管浸润、术前肠梗阻/肠穿孔、标本检出淋巴结不足（少于12枚）、神经侵犯、切缘阳性或无法判定。无高危因素者，随访观察，或者单药氟尿嘧啶类药物化疗。有高危因素者，辅助化疗。化疗方案推荐：以奥沙利铂为基础的CapeOx或FOLFOX方案或者单药5-FU/LV、卡培他滨，治疗时间3~6个月。如肿瘤组织检查为错配修复缺陷（dMMR）或高水平微卫星不稳定性（MSI-H），不建议术后辅助化疗。

（3）Ⅱ期直肠癌，辅助放疗参见之后的文章放疗章节。

（4）Ⅲ期结直肠癌患者需行化疗：推荐选用CapeOx，FOLFOX方案或单药卡培他滨，5-FU/LV方案。如为低危患者（T1-3N1）也可考虑3个月的CapeOx方案辅助化疗。

（5）直肠癌辅助放化疗：T3-4或N1-2距肛缘＜12cm
直肠癌，推荐术前新辅助放化疗，如术前未行新辅助放化
疗，根据术后病理情况决定是否行辅助放化疗，其中化疗
推荐以氟尿嘧啶类药物为基础的方案。放疗方案请参见放
射治疗原则。

（6）目前不推荐在辅助化疗中使用伊立替康、替吉奥、
雷替曲塞及靶向药物。

◎ 恢复期功能锻炼

① 结肠癌术后肠道功能改变

结肠癌的手术和其他治疗会改变肠道的工作方式。改
变包括大便间隔时间、大便急迫程度，以及完全排空肠道
困难程度等。这些情况通常会在治疗结束后的几周或几个
月内得到改善，但有时也可能会持续更长时间。治疗后的
肠道变化将取决于多种因素：接受的手术类型、综合治疗
和患者基础的肠道功能。因此患者和家属对此要有合理的
预期和应对。

② 术后常见的肠道功能变化有哪些

总体来说，胃肠手术后肠道功能的改变主要表现为大

便习惯改变，包括：①大便更频繁，大便量发生变化，如腹泻或便秘；②没有预警就大便或排气；③排气过多伴腹胀；④排便时很难完全排空肠道，总觉得自己要大便；⑤肛门周围皮肤疼痛或造口排便的问题。

❸ 如何应对肠道功能的改变

针对术后肠道功能的一些变化，患者可以做一些调整来帮助减轻或更好地应对治疗的不良反应，如每天在固定的时间吃少量的食物；在肠道功能改善之前，避免食用会引起问题的食物；试着放松和管理感觉到的任何压力；尽量保持健康的体重。

（1）肠癌术后饮食：定时进食有助于促进肠道功能的正常模式。如果患者胃口不好，少吃多餐可能会更容易。每天至少喝1～2L液体，特别是如果患者大便较稀或腹泻，更应该注意补充必要的水和电解质。尽可能在饮食中包括高蛋白食物，如肉和蛋，将有助于身体在手术后痊愈。尽量保持健康、均衡的饮食，吃不同种类的食物。但有些食物可能会引起排便问题，有些食物会让大便更轻松，或者导致排气更多。

（2）合理应对不规律的排气和排便：有些患者在肠道手术后会出现排气过多或腹胀的问题。以下是一些建议：

细嚼慢咽；避免豆类、啤酒、口香糖、汽水和洋葱等容易产气的食品；如果患者频繁大便，医生可能会建议服用止泻药，最常用的是洛哌丁胺（易蒙停）。它的作用是减缓肠道蠕动，所以大便需要更长的时间才能通过。这样可以让大便有更多的时间吸收水分，降低去厕所的频率。针对便秘或排便困难，医生可能会建议服用大便软化剂或泻药。

（3）保护好肛门周围的皮肤：如果经常大便，或者手术后大便稀，臀部周围的皮肤可能会变得酸痛。如下建议可能有帮助：保持肛门周围皮肤清洁干燥；使用不含香料的湿厕纸，因为它们比干燥的厕纸更柔软；使用吸水垫帮助保护皮肤；用温水和肥皂清洗皮肤，不要使用含香精的肥皂或其他产品；用柔软的毛巾轻拍皮肤，或者在凉爽的环境下使用吹风机；穿宽松、舒适的内裤和衣服。

（4）压力和情绪管理：情绪也会影响肠道。焦虑和紧张的情况可以使排便更稀、更频繁。如果感觉不到对肠道的控制，这本身就是一种压力。学习如何放松可能有助于肠道稳定，并将有利于患者的身体健康。

（5）外出时做好准备：如果排便习惯不可预测，患者可能会担心外出，尤其是去一个新的地方。为了避免和应对外出时发生的意外情况，提前做好准备可以帮助患者更加自信。准确知道要去的地方的厕所都在哪里；可提前穿上纸尿裤；打包止泻药洛哌丁胺/易蒙停、造口袋（如果有造口）、湿巾、备用内裤、备用长裤、护垫、舒缓霜和塑料袋等物品随身携带，以防万一。

④ 直肠癌患者应怎样锻炼肛门功能

越来越多的低位直肠癌患者接受了保肛手术，但是，排便是一个非常复杂的生理过程，需要神经系统、排便感受器以及多组肌肉的共同参与。患者要恢复理想的排便功能，不仅需要外科医师精湛的手术技巧，术后还需要进行科学合理的功能训练。肛门功能训练的目标：干便能控制、能区别排便与排气、便前有便意、能控便2分钟以上、大便每天4~6次。

（1）吻合口扩张：可预防吻合口瘢痕挛缩所致的肛门狭窄。术后2周开始进行，每天1次。方法：戴手套，涂液体石蜡，将食指插入患者肛门至通过吻合口，环行扩张肛门，反复进行1~2分钟。患者家属掌握扩张方法后，由家属帮助患者进行训练，需坚持扩肛3~6个月。

（2）缩肛练习：可刺激提肛肌增强其收缩力，可有效控制排便。术后2周开始进行，每天2~3次。方法：戴手套，涂液体石蜡，将食指插入患者肛门至第2指关节，指导患者呼气时收缩盆底肌和肛门括约肌（即上提肛门），吸气时放松，以手指在肛管内能感到紧缩感为方法正确。经过两三次训练，待患者掌握方法后，即可自行锻炼肛门舒缩，每天2～3次，每次5～10分钟。

（3）便意感受指导：患者术后1～2周开始有便意，表现为下腹隐痛、腹胀、肛门坠胀感等。指导患者有便意时立即如厕，防止大便失禁。

（4）排便反射训练：术后2周开始，每餐进食后半小时如厕，进行排便训练。每天3次，每次10分钟，无论是否排便均按时终止。进食后进行排便训练是利用胃—结肠反射的原理，每天定时使大脑皮层产生排便兴奋，长时间训练可形成条件反射性排便习惯，有利于早日恢复排便功能。术后坚持6个月。

（5）腹肌训练：术后2周开始。呼气时收缩腹肌，保持3秒，吸气时放松。每天5次，每次10下左右。有规律地收缩腹肌可增加腹压，促进粪便排出。

文/周雷

四、结直肠癌造口的问题和康复

◎ 什么是造口

肠造口术是指暂时或永久地将患者自身某部位的肠管提出体外置于腹壁上，以解决粪便排出的手术方式，因此认为肠造口是肠管在体外的通道，俗称"人工肛门"。

◎ 肠造口的常见类型

① 根据造口的用途分类

1）临时性造口

用于暂时通过造口将肠内容物排出体外，通过肠内容物的暂时性转流以使"下游"或远端的肠管得以休息和愈合。临时性造口可保护肠吻合术后的远端肠管免受机械性损伤，而达到促进其延续性恢复的目的。回肠造口术是最常用的临时性造口方式，留置时间一般为3～6个月。

2）永久性造口

用于直肠以及全段或部分结肠切除术，这时肠道的延续性不能恢复，造口用于替代肠道做内容物的输出。

② 根据造口的功能分类

1）输入式造口

营养物质可通过造口直接进入胃肠道，多为临时性造口。用于因食道梗阻或其他原因不能通过口腔摄入营养物的患者。

2）输出性造口

为清除体内的废物提供出口。大多数用于排泄粪便的肠造口都属于输出性造口。

③ 根据造口的部位分类

1）结肠造口

结肠造口一般开口于腹部的左侧，为圆形或椭圆形，突出肚皮表面0.5~1cm。而大便的性状一般取决于造口开在大肠的哪个位置，一般是正常或近似正常的大便，也可能是细软的大便。结肠造口又分为升结肠造口、横结肠造口、降结肠造口、乙状结肠造口。

2）回肠造口

通常是因为大肠被切除（或无法连接），或小肠的末端有病变，所以将回肠末端在腹壁开口。回肠造口一般位于右下腹，突出皮肤表面2~3cm，排泄物为流质状。

◎ 造口定位

① 概念

造口术前定位是指在术前根据患者的病情、手术方式、个体差异及生活习惯预先在腹壁相应位置做标记，以备手术医生参考。时间一般选在术前24~48小时，最多不超过72小时。实施人员主要涉及造口治疗师、手术医生、患者及家属。正确的造口定位对手术后成功的康复有极大的影响，特别是对肥胖及体型特殊者更要在术前定位。位置恰当、结构完美的造口不仅可以预防造口并发症的发生，而且使患者以后的生活更有信心、更方便。

② 基本原则

（1）病患自己能看见。

（2）平坦无褶皱，面积足够粘贴造口底盘。远离疤痕、皱褶、皮肤凹陷、骨突处。

（3）无慢性皮肤病处。

（4）腹直肌内。

③ 造口定位的目的

（1）便于患者术后的自我护理。

（2）减少造口护理器材选择上的困难。

（3）减少并发症。

（4）帮助患者克服心理障碍。

（5）恢复从前的生活质量。

◎ 更换造口袋技术

1 造口附件产品、造口袋及造口底盘等分类介绍（见表5-2～表5-4）

表5-2　造口附件产品分类介绍

功能	产品	展示图	特性
清洁	粘胶祛除剂		使造口袋等更容易揭除
	粘胶祛除擦纸		祛除皮肤表面粘胶残留
保护皮肤	造口护肤粉		使造口周围皮肤保持干爽，减轻渗出物对皮肤的刺激
	皮肤保护膜		在造口周围皮肤上形成透明保护膜，隔离尿液和粪便
预防渗漏	防漏膏		阻隔排泄物，保护造口周围皮肤免受排泄物的影响，吸收皮肤水分；填平造口周围皮肤凹陷或褶皱，在造口和底盘之间提供密封，有助减少渗漏

续表

功能	产品	展示图	特性
预防渗漏	防漏贴环		抗腐蚀能力更好，更不易被粪水腐蚀导致渗漏，撕除的时候也可以整片撕除
	腰带		固定造口底盘，减少身体活动时对底盘的影响
其他	造口腹带（疝带）		预防或造口旁疝的保守治疗（多用于乙状结肠造口）

表5-3　造口袋分类介绍

分类		展示图	特性
按结构	一件式		造口袋与底盘融为一体，直接粘贴于腹壁，底盘柔软，顺应性好，使用方便。一次性粘贴，不能更换方向
	两件式		包括造口底盘和造口袋两部分，底盘粘贴于腹壁，造口袋可脱卸
按功能	肠造口袋		排放口大，便于排放

续表

分类		展示图	特性
按功能	尿路造口袋		具有双层抗返流装置，防止排泄物逆流至造口周围造成皮肤浸渍
按开口	开口袋		底端开放，可多次排放
	闭口袋		底端封闭，一次性排空

表5-4　造口底盘分类介绍

分类		展示图	特性
按平面分	平面底盘		适用于造口高度适中（造口排放口高度距离皮肤1~2cm），造口周围皮肤平整，且能将排泄物顺利收集到造口袋中者
	微凸底盘		造口高度小于1cm或不足以将排泄物顺利收集到造口袋时需选择凸面底盘，根据实际情况或咨询专业人员选择深凸或微凸底盘
	深凸底盘		

❷ 更换造口袋的步骤

（1）准备物品：造口袋（一件式或两件式）、造口附件产品、造口测量尺、湿纸巾（不含油、酒精）、卫生纸、棉签、剪刀、垃圾袋。

（2）揭除造口底盘（见图5-1）：由上向下，一只手按压皮肤另一只手轻轻揭除造口底盘，切忌快速暴力揭除造口底盘。

（3）清洁造口黏膜及周围皮肤（见图5-2）：先将造口黏膜处粪便用卫生纸擦除，再使用湿纸巾清洁造口周围皮肤及造口黏膜。注意造口周围皮肤与造口黏膜应分开擦拭，切忌粪便污染造口周围皮肤。

（4）测量造口大小（见图5-3）：使用造口测量尺准确测量造口大小，注意须测量造口根部的大小。

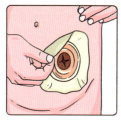 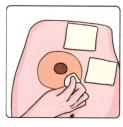 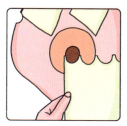

图5-1　揭除造口底盘　　图5-2　清洁造口黏膜及　　图5-3　测量造口大小
　　　　　　　　　　　　　　　周围皮肤

（5）剪裁底盘（见图5-4）：准确测量造口大小后，剪裁尺寸应大于测量大小的1～2mm，如实际测量为35mm，需剪裁36～37mm。剪裁后用手指磨圆剪裁后留下的毛刺。

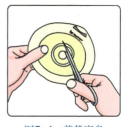

图5-4　剪裁底盘

（6）使用造口附件产品（见图5-5～图5-7）：造口周围适量喷洒保护粉，用干棉签涂匀并扫去浮粉；喷涂皮肤保护膜，均匀喷洒在造口周围皮肤上，喷涂范围与造口底盘大小一致；涂抹防漏膏或使用防漏贴环，紧贴造口黏膜根部涂抹一圈，皮肤凹陷处应适当加量涂抹，使用湿棉签将防漏膏塑形铺平。

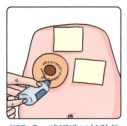

图5-5　喷洒造口护肤粉

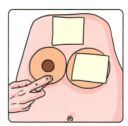

图5-6　使用皮肤保护膜

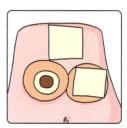

图5-7　粘贴密封环

（7）粘贴造口底盘（见图5-8、图5-9）：将造口底盘揭去衬纸粘贴于造口处，由内向外沿顺时针按压加固，将造口袋排放阀关闭。

（8）加固造口底盘（见图5-10）：用手置于造口处轻轻

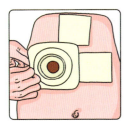
图5-8　粘贴造口底盘

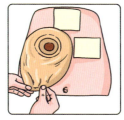
图5-9　扣合造口袋并关闭排放阀

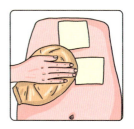
图5-10　手部加温固定

按压20分钟，促进防漏膏凝固，同时可使造口底盘粘贴更为牢固。

（9）造口袋更换频次建议：结肠造口每隔2日更换，回肠造口每隔1日更换，造口袋渗漏或脱落随时更换。

温馨提示

每次更换造口底盘时，应注意观察造口周围皮肤及揭下的底盘有无粪便沉积残留，底盘有无发白溶解情况（造口底盘粘胶溶解范围>1cm），如有上述情况

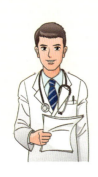

则提示可能存在更换不及时、造口底盘选择错误等护理问题，如不加以重视，会引起造口周围皮肤刺激性皮炎。

◎ **造口患者健康指导**

① **饮食指导**

术后1~2周，进少渣半流食，每日5~6餐，从80mL逐渐加量至200mL。可以进食的食物有藕粉、米粥、肉末碎菜粥、鸡蛋羹、龙须面、面片汤、酸奶、清淡的肉汤鱼汤、去皮瓜果菜泥等。

术后2周以后，过渡到少渣软食，每日4~6餐，从200g逐渐加量至400g。可以进食的食物有馒头、发糕、软米饭、鱼肉、炖肉、豆腐、低纤维蔬菜（如菠菜、冬瓜、西红柿等）、水果（如猕猴桃、橙子等）。

每个人的恢复情况不一样，以上食谱只是为大家提供参考。肠道手术后饮食遵循的大原则就是少食多餐，从少到多、从稀到浓、从一种过渡至多种食物。进食以清淡、易消化、高营养食物为主。

如进食后无恶心、呕吐、腹泻、腹痛等症状，同时伴有排气、排便，可逐渐过渡到正常饮食。

若有3天以上未排气、未排便，同时伴有腹胀、腹痛等不适症状，请停止进食，及时就医治疗。

少进食易产气食物，如豆类、萝卜、碳酸饮料等。少进食易产生异味食物，如洋葱、大蒜等。避免进食时吞入过量气体导致产气过多。

② 日常生活指导

造口患者宜穿高腰、宽松的衣裤或背带裤，避免穿紧身衣裤，腰带不宜扎在造口上，以免压迫或摩擦造口影响肠造口血液循环。

造口患者体力恢复即可沐浴，尽量不要泡浴，注意水温，避免用喷头直接冲洗造口，选用不含酒精的沐浴露，沐浴后须立即更换造口底盘。

造口患者初次旅行可选择近距离的地方，以后逐渐增加行程。需携带比平时较多量的造口用品并随身存放以便随时更换。旅行时注意饮食。

造口患者应积极参加社交活动，多与他人沟通，多参加造口联谊活动，与造口人士一起交流、娱乐，减轻孤独感，促进心理康复。

造口患者锻炼和运动时保护好造口，可以参加不剧烈的体育活动，如打太极拳、慢跑、轻度的球类活动等。避免碰撞类运动，如篮球、足球等，易造成造口损伤。

大多数的家务劳动造口患者都可以完成，但需注意尽量避免做使腹压增高的活动，如弯腰拖地、提重物等，腹压持续增大易造成造口脱垂。

肠造口不影响患者的工作，手术后一般需要时间恢复，当身体体力完全恢复便可恢复以前的工作。

造口定期复查：术后第一年，3个月复查一次；术后第2~3年，半年复查一次。如有新症状随时就诊。

❸ 性生活指导

对于由于心理因素造成的术后性功能障碍，往往需要医护人员、患者亲友、配偶及患者本人的相互配合、理解来完成治疗，效果通常是令人满意的。首先，夫妻双方要明白造口术一般不会影响性生活。其次，患者应尽快学会保持造口的清洁卫生，如合理安排饮食、养成定时排便习惯、在房事前排空造口袋中的粪便等。此外，可酌情采取适合自己的性生活姿势，可避免直接看到造口袋而引起不快。

另外，肠造口术后，开始性生活的时机也很重要。在术后早期（3个月内），患者往往更乐于接受亲吻、拥抱、抚摸等亲昵举动，以获知自己是否仍然能被社会、亲友所接受和理解，从而增强自信心，但是对于性生活本身并不热衷，女性患者尤为明显。因此，我们认为患者在术后早期处于康复及适应的阶段，这包括患者的自我适应及家庭适应。随着患者生理及心理条件的不断完善及有关医师的正确指导，再逐渐过渡到正常的性生活，将有助于减少心理性性功能障碍的发生。

肠造口患者性交过程中可尝试不同的姿势，以便选择最舒适、最合适的方式，不宜直接压迫肠造口。女性患者腹会阴切除术后会造成会阴瘢痕以及骨盆阴道解剖上的变形，阴道角度改变，性交时易发生插入困难，若阴道肌肉受损且腺体分泌消失时，性交会造成疼痛，一般可使用润滑剂。由于直肠切除，女性宜采取上位的姿势，以减轻阴茎对阴道后壁的撞击痛。若女性患者全膀胱切除，最好采取下位的姿势，以减轻阴茎对阴道前壁的撞击。

若存在生理及其他方面的问题，请患者前往专科门诊进行咨询及治疗。

④ 个体化指导

回肠造口患者因水分和无机盐的重吸收不足，故每日饮水量应大于2000mL，并观察排尿情况，每日尿量应>1000mL。

泌尿造口患者可多食用帮助提高尿液酸性浓度的食物或饮料，以防尿酸结晶的产生。若出现尿酸结晶，可使用白醋溶液（醋∶水=1∶3）清洗造口及造口周围的尿液结晶，再用清水清洗造口及周围皮肤。

回肠造口的肠管管径较小，应避免进食高纤维素食物，防止堵塞造口，如韭菜、芹菜、玉米等。

某些药物容易引起大便干结，如氢氧化铝、碳酸钙、吗啡等，口服时应注意观察排便情况。如发生便秘或排便不畅，每日清晨空腹可饮用适量橄榄油（不超过50mL）及温水，促进胃肠蠕动，保持大便通畅。

如发生造口狭窄（便条明显变细）应减少纤维素的摄入，避免大便不易排出诱发肠梗阻。不可自行扩肛，应及时就诊，由专业人员评估狭窄程度后指导进行。

因饮食及生活习惯对患者体型影响较大，腹部形态与造口并发症关系密切，故保持体态匀称尤为重要。患者应养成定期造口门诊复诊习惯，专业护理人员将根据患者的具体情况给予相应帮助与指导，有效预防造口远期并发症。

◎ **常见造口并发症的预防和观察**

正常肠造口的颜色为牛肉红色，有光泽、湿润，有弹性，造口黏膜及排放口的理想高度为高于皮肤1~2cm，可以为圆形、椭圆形和不规则形。肠造口手术改变了排便的生理状态，如果居家护理措施不当，会引起程度不同的造口并发症，包括造口黏膜出血、缺血坏死、黏膜脱垂、水肿、造口狭窄以及造口周围皮肤刺激性皮炎、过敏性皮炎等。一旦出现并发症，会增加造口护理的困难及经济负担，甚至影响患者的身心健康和生活质量。因此，关注造口护理，预防造口并发症对提高患者生活质量意义重大。下面，将为大家简单介绍常见的并发症类型及预防方法。

① 造口出血（见图5-11）

1）定义

常发生在术后3天内，少数是因肠系膜小动脉结扎线脱落或未结扎引起的大量出血；多数是肠造口黏膜与皮肤连接处的小静脉及毛细血管出血引起的少量出血及黏膜机械性损伤。

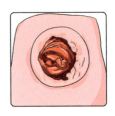

图5-11　造口出血

2）护理预防

底盘裁剪大小合适，避免物理刺激。

护理过程中，操作轻柔，擦洗时使用软布或湿纸巾。

选择宽松柔软的衣裤，避免裤带或腰带摩擦，避免碰撞，减少外部的伤害。

合理膳食，避免便秘排出的粪块划伤造口黏膜，也需避免腹泻，以免频繁擦拭造口对黏膜刺激发生出血。

❷ 造口回缩（见图5-12）

1）定义

造口黏膜内陷低于皮肤表层，单腔造口较常见，表现为造口位于腹部皮肤表面0.5cm及以下，急性造口回缩通常发生在术后1周左右。

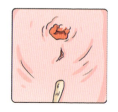

图5-12 造口回缩

2）护理预防

加强营养，合理膳食，适当运动，控制体重，不要让体重在短时间内急剧增长。

定时观察，发现造口黏膜高度偏低时预防性使用凸面造口底盘配合造口腰带。

❸ 造口脱垂（见图5-13）

1）定义

造口肠袢自腹部皮肤过度突出，超过3cm，单腔或双腔造口都可能发生，脱垂通常会伴随水肿、出血甚至梗阻。

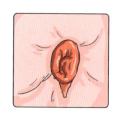

图5-13 造口脱垂

2）护理预防

患者日常生活中避免引起腹压增加的运动，比如手提重物、大声唱歌等，如出现打喷嚏、咳嗽、呕吐等症状需及时对症治疗，并可同时用手捂住造口和周围组织对其进行保护。

④ 造口旁疝（见图5-14）

1）定义

一种特殊的腹壁切口疝，指腹部内容物（腹腔内组织或器官）通过腹壁开口进入皮下组织，突出于造口周围所形成的局部肿物，是永久性肠造口患者远期最常见并发症之一。表现为腹部两侧不对称。

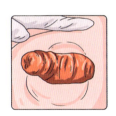

图5-14 造口旁疝

（2）护理预防

饮食：术后合理膳食，加强营养支持。

活动：腹腔镜手术后4周，开腹手术后6周（伤口完全愈合）内避免开车；术后3个月内避免高强度体力劳动。

锻炼：术后3个月内避免抬举重物，避免进行抗阻力运动，伤口愈合后进行中度身体锻炼以增加腹壁肌肉强度。

生活方式：保持直立姿势，避免腹压升高的因素，如咳嗽、打喷嚏、呕吐等。避免不了时，用手保护造口周围。保持大便通畅，避免便秘和腹泻。肥胖的患者适度减重。控制体重，保持体重指数在20～25千克/平方米。也可预防性使用造口疝带（可仅在活动时佩戴）。

⑤ 刺激性皮炎（见图5-15）

1）定义

因肠道排泄物长时间刺激造口周围皮肤而引起的皮肤炎症性病变和破损，主要表现为皮肤发红、肿胀、疼痛和皮肤温度增高。

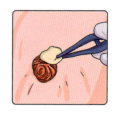

图5-15　刺激性皮炎

2）护理预防

合理裁剪底盘，避免皮肤暴露过多。

按规定周期更换造口袋，排泄物达到三分之一到二分之一时及时排空，一旦发生渗漏及时更换。

每次更换造口袋时，需检查造口底盘及造口周围皮肤是否有排泄物浸渍，若操作步骤及频率正确，但仍存在造口相关的问题，可前往医疗机构咨询专业人员选择适合的造口用品。

恢复期患者可调整饮食，尽量避免进食流质饮食。

6 毛囊炎（见图5-16）

1）定义

整个毛囊细菌感染发生化脓性炎症，常见于金黄色葡萄球菌感染。通常为浅表型，初起为红色丘疹，逐渐演变成丘疹性脓疱，孤立散在，自觉轻度疼痛。

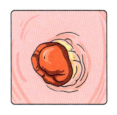

图5-16　毛囊炎

2）护理预防

揭除底盘时动作需轻柔。

选用合适用具剔除汗毛，可选用电动剃须刀或剪刀、指甲钳等，避免使用手动剃须刀。

7 黏膜肉芽肿（见图5-17）

1）定义

因黏膜上皮增生及浸润而形成的境界清楚的黏膜结节状病灶。表现为黏膜与皮肤交界处或造口黏膜出现一枚或多枚围绕造口边缘生长的质脆、易出血、不规则的组织。

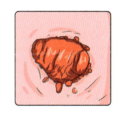

图5-17　黏膜肉芽肿

2）护理预防

正确测量造口大小，避免底盘摩擦造口边缘。

避免对造口黏膜反复进行刺激，如频繁用花洒冲洗造口。

当您发生造口问题时，请参考图5-18，可为您的治疗提供参考。

大家在了解这些并发症后，会发现大部分并发症是很难居家处理的，所以建议患者平时每次更换造口袋时，细心观察造口及周围皮肤有无异常，并养成定时复查的好习惯。及时发现和处理并发症。

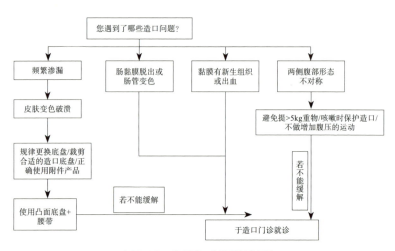

图5-18　出现造口问题处理流程

◎ 参考文献

［1］张卫，姚琪远，楼征. 肠造口手术治疗学［M］. 上海：上海科学技术出版社，2019.

［2］丁炎明. 造口护理学［M］. 北京：人民卫生出版社，2017.

［3］王泠，胡爱玲. 伤口造口失禁专科护理［M］. 北京：人民卫生出版社，2018.

［4］陆宇晗. 肿瘤患者居家护理一本通［M］. 北京：北京大学医学出版社，2021.

文/张洁　高歌　杨茜

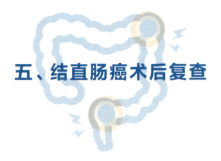

五、结直肠癌术后复查

为早期及时发现可再治疗的复发及转移病灶，为早期发现异时性多原发结直肠癌以获得及时治疗，为处理患者术后出现的一系列消化道症状及其他并发症，术后均应终身定期复查、随访。一般认为，经手术治疗的结直肠癌患者，术后极易发生局部复发，其复发病例的80%～90%均发生在手术后2～3年，仅有大约2%的复发病例发生在手术5年以后。多数学者认为局部复发会有症状，而临床上出现症状时，肿瘤多已发展至晚期，失去了再手术的机会，因此定期检查具有重要意义，希望在复发较早阶段发现，从而增加再手术的成功率。建议在结直肠癌术后的2年内，每3个月复查一次，2年后每半年复查一次。结直肠癌患者术后复查项目和频率见表5-5。

表5-5　结直肠癌患者术后复查项目和频率

术后经过年月	第一年				第二年				第三年				第四年				第五年			
检查项目	3	6	9	12	3	6	9	12	3	6	9	12	3	6	9	12	3	6	9	12
结肠·RS癌																				
问诊·诊查	●	●	●	●	●	●	●	●	●	●	●	●		●		●		●		●
肿瘤标记物	●	●	●	●	●	●	●	●	●	●	●	●		●		●		●		●
胸部CT		●		●		●		●		●		●		○		●		○		●
腹部CT		●		●		●		●		●		●		○		●		○		●
结肠镜				●								●								
直肠癌																				
问诊·诊查	●	●	●	●	●	●	●	●	●	●	●	●		●		●		●		●
肿瘤标记物	●	●	●	●	●	●	●	●	●	●	●	●		●		●		●		●
直肠指诊																				
胸部CT		●		●		●		●		●		●		○		●		○		●
腹部·盆腔CT		●		●		●		●		●		●		○		●		○		●
结肠镜				●								●								

●：pStageⅠ~Ⅲ大肠癌施行。

○：pStageⅢ大肠癌施行。pStageⅠ~Ⅱ大肠癌可以省略。

◎ 体检

3个月进行一次病史询问及物理检查，包括详细询问近期病史。对于术后恢复顺利的患者，若再次有不明原因的体重下降，排便习惯再次改变，盆腔疼痛或会阴部大腿内侧疼痛，不明原因刺激性咳嗽、腹胀及肠道出血等，均有复发可能。全面查体，检查腋窝、锁骨上和颈部淋巴结；腹部主要检查肝脾，是否有腹部包块；肛门指诊可以及时发现直肠或盆腔的复发灶。这些体检结果对治疗有一定的参考意义。

◎ 癌胚抗原

癌胚抗原（Carcinoembryonic antigen，CEA）是监测结直肠癌术后复发或肝转移有效方法之一。尽管对于癌胚抗原的特异性以及能否作为复发早期诊断的标志物仍存在异议，但是大多数学者认为，进展期患者癌胚抗原升高，术后仍不能恢复至正常水平，常预示预后不良，而且癌胚抗原的升高常早于临床出现复发的症状4~5个月。它不仅能监测局部复发情况，也能提示肝、肺等处的远处转移。最理想的方法是，在第一次手术前获得癌胚抗原的水平基线，进行根治性手术后，癌胚抗原水平应该在2个月内恢复正常。如果癌胚抗原水平未降至正常水平，预示有残余肿瘤。一旦癌胚抗原水平恢复到正常基线，则应该每3个月检查一次。癌胚抗原在术后监测疗效方面也有一定意义，如CEA值高的患者，化疗后血清中癌胚抗原值有所下降，则表示肿瘤对化疗药物敏感。若血清癌胚抗原值继续保持在高水平，则提示化疗无效。血清癌胚抗原的测定应在术后2年内，每4~6周测一次，2年后每6个月测一次。

◎ 腹腔及盆腔CT或B超

结直肠癌术后应用CT检查了解局部复发及远处脏器（肝脏、肺等）的转移灶，及腹、盆腔淋巴结转移准确性较高，现已被普遍接受。正常情况下CT检查每年一次，B超检查每6个月一次。有条件的患者应该于手术后4～6周内行CT扫描，作为以后复查的对照。术后2～3年内每隔6～8个月做一次CT检查，或当CEA升高时复查CT。CT发现盆腔或远处转移的敏感性虽然高达88%，但是病灶＞1～2cm时才能明确诊断。当然，与术后早期复查的CT片做对比可以发现更小的病灶。

◎ 胸部X射线检查

术后定期做胸部X射线检查是十分必要的。如果发现可疑病灶，则进行胸部CT扫描。如果病史和体检提示有骨转移的可能，则应该进行骨扫描检查。

◎ 结肠镜或结肠三维CT检查

结肠镜或结肠三维CT检查不仅可以发现吻合口复发或

异时性结直肠腺瘤或结直肠癌，且有助于及时发现腺瘤癌
变。乙状结肠镜检查可用于低位吻合口的检查。结肠三维
CT检查可用于结肠镜检查失败的病例。结直肠癌术后的纤
维结肠镜检查优点是：①诊断正确率可高达90%～97%，阳
性检出率高于其他检查方法；②可作活检确定诊断，优于X
射线检查；③对于术后吻合口狭窄来说，纤维结肠镜可确
定其为良性瘢痕还是肿瘤复发；④能经纤维结肠镜摘除结
直肠息肉。结肠镜对于观察吻合口情况有特殊的价值，应
每年检查一次或者更多次。综上所述，结直肠癌患者术后
随访计划可以归纳为下列的内容。需要强调的是该方案仅
为一般指导性建议，临床应用时还要根据患者的具体病情
制定个体化方案。

文/李军

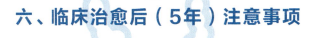

六、临床治愈后（5年）注意事项

癌症治愈后，接下来的两大主要目标是：①更快、更好的康复；②预防复发和转移。结直肠癌临床治愈（5年）后有以下几方面的注意事项。

◎ **定期复查**

结直肠癌治愈后，仍有一定的复发和转移概率，定期复查很有必要，可以通过结肠镜、影像学检查、肿瘤标志物、直肠指诊等来评判是否复发。Ⅰ~Ⅲ期患者随访频率：Ⅰ期每6个月1次，共5年；Ⅱ~Ⅲ期每3个月1次，共3年，然后每6个月1次至术后5年，此后每年1次。随访内容为体格检查（肛门指诊）、血液CEA、肝脏彩超、盆腔MRI增强（每年1次）、胸腹部增强CT（Ⅲ期患者每年1次）、结肠镜检查。Ⅳ期转移瘤切除患者随访频率前3年，每3个月1次，然后每6个月1次至术后5年，此后每年1次。随访内容为体格检查（肛门指诊）、血液CEA、肝脏彩超、盆腔MRI增强（每年1～2次）、胸腹部增强CT（每年1～2次）、结肠镜检查。

◎ 患者饮食管理

相关研究发现，在日常生活中多食用新鲜的蔬菜水果，减少高脂肪食物的摄入可降低结直肠癌的发病率，还要尽可能避免烟熏、高盐、高油、腐烂蔬菜水果的摄入。钙和维生素D高脂饮食是结直肠癌发生的重要因素。摄入过多的脂肪不能被小肠完全吸收，剩余的脂肪酸进入结肠，肠腔内的脂肪酸和次级胆酸（主要是石胆酸）干扰肠上皮的完整性，导致上皮组织损伤以及细胞的过度增殖，诱发肿瘤。由于钙对脂类具有高度亲和力，可以结合肠道中的长链脂肪酸和次级胆酸，减少脂质对细胞的损伤，防止肠上皮细胞的突变。因此，含钙丰富的食物可对抗高脂饮食的不良影响，起到保护胃肠道的作用。含钙丰富的食物有：乳制品，包括牛奶、羊奶、奶酪、酸奶等；豆制品，如豆浆、豆腐等；海鲜类，如虾、海鱼等；绿色蔬菜，如芹菜、油菜等。硒是一种具有抗癌作用的微量元素，食物中含硒量高和血硒水平较高的地区，其乳腺癌、结直肠癌、前列腺癌以及白血病等疾病的患病率很低。富硒食品一般分为天然富硒食品（又称植物活性硒食品）、外源富硒食品（又称人工有机硒食品），如富硒米、黑山药、黑芝麻、黑豆、黑花生、黑米、大蒜、猪肉等。通过对纤维素研究发现膳食纤维的摄入量与直肠肿瘤的发生率呈负相关，纤维素在肠道内不能被消化，从而可以刺激胃肠道加速蠕动，增加粪便容积，软化粪便并加速排出。纤维素在肠道中还可以吸附食物残渣中的致癌物质，如亚硝胺、多环芳烃等，使这些致癌物质随粪便排出体外。

温馨提示

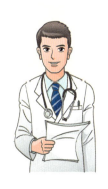

富含纤维素的食品有小麦粒、大麦、玉米、荞麦面、薏米面、高粱米、黑米、黄豆、青豆、蚕豆、芸豆、豌豆、黑豆、红小豆、绿豆、笋类、辣椒。其余含纤维素较多的有蕨菜、菜花、菠菜、南瓜、白菜、油菜、芹菜、菌类（干）、发菜、香菇、银耳、木耳、紫菜。

◎ 保持适量运动

有效的运动时间成年人应保证每周至少150分钟中强度或75分钟高强度的运动，或者将两者等效结合，若均匀分布在整个星期更佳。每周进行150分钟运动的人应努力争取达到每周300分钟中强度和/或高强度的运动。儿童和青少年应保证每天至少60分钟中强度或高强度的运动，并保证每周至少有3天进行高强度的体育锻炼。限制静坐的行为，例如坐、躺、看电视或者其他形式的面对电子屏幕的娱乐。在常规活动以外做一些运动，不管强度怎样，都能使身体得到许多益处。运动项目中等强度运动是指需要努力达到完成的，如快走、上楼梯、滑冰、跳舞、慢跑等；高强度运动通常指牵涉大部分肌肉的运动，可引起明显的心率增快、呼吸深度增加和频率加快、出汗增多，如爬山、快跑、打球、游泳、跳绳等；运动强度和时间应根据自身体质和恢复状态制定个体化的方案。

◎ 倡导健康积极的心理管理

心理状态是影响癌症预后的关键因素，但这个因素往往被忽视了！心里经常担忧、紧张，会影响人体免疫系统，而我们都知道，免疫系统是抑制和清除体内残留癌细胞的根本。心理状态不佳，容易导致癌细胞复发转移，因此要重视自己的心理状态，并积极调整。

（1）宣泄情绪。对生活要充满信心，保持心胸开阔、情绪乐观，善于在平凡的生活中寻找乐趣，通过写日记、看书、听音乐、聊天各种途径把坏情绪及时释放出来。

（2）分散注意力。根据身体条件和兴趣爱好，安排好每天的生活，让自己感到充实、愉悦和轻松。

（3）做些力所能及的家务或运动，到室外参加一些娱乐、放松活动，愉悦身心，丰富精神生活。既可舒展心灵，又能珍惜时光、学习新知识，使生活更有意义。

（4）寻求帮助。寻求专业医生帮助，通过心理干预手段，帮助改善恶性肿瘤相关的情绪问题。主要包括疾病宣教、心理健康宣教以及心理治疗。心理治疗常用方法包括压力管理、认知矫正、放松训练、正念冥想、团体支持，等等。及时的、有针对性的心理干预，可以帮助患者树立对疾病和治疗的正确认识，减少对疾病本身不了解而造成的恐惧。有效降低焦虑、抑郁情绪，缓解治疗后的躯体不适，减少痛苦感，提高治疗配合度，对治疗效果起到积极影响，提高生活质量。此外有研究表明，心理干预与免疫系统功能的提高也存在显著相关。

（5）家属的心理护理。家属是癌症患者最亲近的人，也是患者力量的源泉和精神支柱。家属要主动热情地对待患者，帮助患者树立战胜癌症的信心。有时患者因为心情不好或家属照顾不周，会对家属迁怒、辱骂，家属应予以理解。

（6）关注患者情绪变化。不良情绪反应在确诊患肿瘤、术后化疗、定期复查、长期康复等各阶段均可能发生，因此需对患者的情绪状况保持关注。

疾病的意义在于让我们重新审视自己的生活，做出调整，去努力活出生命的意义。

文/秦茵